あなたの知らない
研究グレーの世界

編著

一般社団法人科学・政策と社会研究室 **榎木英介**
京都薬科大学病態薬科学系薬理学分野 **田中智之**

中外医学社

● **執筆者** (執筆順)

白楽ロックビル	お茶の水女子大学 名誉教授
小出隆規	早稲田大学先進理工学部化学・生命化学科
浅野則明	リバティス京都法律事務所 弁護士
飯室　聡	国際医療福祉大学大学院医学研究科公衆衛生学専攻
江花有亮	東京医科歯科大学統合研究機構生命倫理研究センター
横野　恵	早稲田大学社会科学部
木内貴弘	東京大学大学院医学系研究科医療コミュニケーション学分野 東京大学医学部附属病院大学病院医療情報ネットワークセンター
小俣文弥	東京大学大学院医学系研究科医療コミュニケーション学分野
大塚俊昭	日本医科大学衛生学公衆衛生学
山崎茂明	愛知淑徳大学 名誉教授
田中智之	京都薬科大学病態薬科学系薬理学分野
宇津貴史	日本医学ジャーナリスト協会
新谷由紀子	筑波大学利益相反・輸出管理マネジメント室
村山安寿	東北大学医学部
上　昌広	医療ガバナンス研究所
鳥井真平	毎日新聞東京本社くらし科学環境部
榎木英介	一般社団法人科学・政策と社会研究室
北仲千里	広島大学ハラスメント相談室
安居院高志	北海道大学 名誉教授
佐藤　翔	同志社大学免許資格課程センター

本書制作にあたって，構想・企画を榎木英介が，項目選定を田中智之がそれぞれ担当し，両者で編者校正を行った.

序

「研究不正を行う輩はけしからん！」

そう思う人も多いでしょう．それは当然のことです．研究不正は科学研究をゆがめ，予算が無駄使いされ，不正を行った人が得をし，まじめな人が損をする…．

こうした人たちがペナルティを課されるのは当然です．しかし…．

研究不正が明らかになるたびにまじめな研究者が損をする！　私たちは被害者だ！

本当にそうでしょうか．

実は捏造，改ざん，盗用といった研究不正にはあたらないものの，科学研究をゆがめ，予算が無駄使いされる行為は多々あり，その数は研究不正の数を凌駕しています．研究不正ばかりに注目が集まるあまり，こうした「不適正」かつ「有害」な行為には関心が集まらず，研究不正さえしなければ問題ないだろうといわんばかりの研究者さえいるような状態です．

これでよいのでしょうか？

よくないに決まっています．研究不正を行った人だけを叩き罰するだけでは何も変わりません．意識するしないにかかわらず，だれでも「不適正」かつ「有害」な行為を行う"当事者"になりえるのです．

本書では，そうした「グレー」な行為に焦点をあて，具体的な事例を用いて，どのような行為がこうしたグレーな行為にあたるのかを解説していきます．本書で取り上げた事例は多岐にわたり，「え，こんなのまでグレーな行為にあたるんだ！」と驚かれる方も多いと思います．

そうなのです．研究には，常に「グレー」な部分が付きまとうのです．

研究に関わる人たちは，老若男女問わずぜひ本書を手に取り，自らの研究行為について振り返ってみてください．本書を読んだ皆さんが素晴らしい研究を行い，科学の発展に寄与することを心より願っています．

2023 年 9 月

編者を代表して　榎木英介

目次

悪質度
■: 犯罪相当　　■: 所属機関（大学・研究所）から処分される
×: 学術誌から論文の「撤回」または「懸念表明」の処分がある
▓: 犯罪相当ではなく，所属機関，学術誌から処分されない．しかしすべきではない

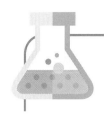

総　論

1 はじめに

「はじめに」の「はじめに」

　この総論では，高等教育界，学術界，産業界，個人などの研究活動での「してはいけない行為」や「好ましくない行為」を総称して「研究上の問題行為」とよぶ．本書の主題である「研究グレー」行為は，この「研究上の問題行為」の一部である．「研究グレー」の位置を把握しやすいように，総論では「研究上の問題行為」全体の捉え方を解説する．

　「研究上の問題行為」を論じるとき，一般的には「研究不正」という用語が多用される．白楽はできれば「研究不正」という用語を使用したくない．理由は3つある．

　1つ目は，「研究不正」がなぜいけないかという理由に，言葉尻をとらえて，「不正」だからいけないとする人がいる．これでは，「研究不正」の真の意図がわからなくなる．

　2つ目は，「不正」の対義語は「公正」・「正しい」なので，「研究不正」と定義した行為以外はすべて，「公正」・「正しい」行為だと勘違いする人がでてくる．

　3つ目は，研究不正は英語の「Research Misconduct」の日本語訳だが，日本語の「研究不正」と英語の「Research Misconduct」では概念が異なる．例えば，「研究不正」は往々にして研究「費」不正を含めるが，「Research Misconduct」は研究「費」不正を含めない．

　しかし，適切な日本語がない場合，ゆるい定義のまま「研究不正」を使用した．

▶用語の整理

　総論では白楽独得の用語を使用した[1]．多くは米国での概念と整合性を保つための用語なので，英語を併記した．

- **ネカト**：「ねつ造，改ざん，盗用」の略で，英語の Fabrication, Falsification, Plagiarism の略である「FFP」に対応した日本語である．英語の「Research Misconduct」の概念と同義である．文部科学省は「特定不正行為」とよんでいる．
- **クログレイ**：本書の「研究グレー」と同義である．研究分野の文化が異なり，研究「不正」（クロ）とする人と「不正」ではないとする人に分かれる行為と，判断が難しいグレイ（灰色）の行為を指す．英語の Questionable Research Practice（略して QRP）の概念と同義である（編注：基本的に本書では以降，QRP を「研究グレー」と表現している）．
- **性不正**：英語の Sexual Misconduct と同義で，セクハラだけでなく，性的暴行やストーキングを含めた広い概念である．英語圏では，「セクハラ」は性不正の一部だが，日本語の「セクハラ」は性不正全体を指すことが多い．

研究界の規則と審判

　白楽は 12 歳のとき，横浜の町道場で柔道を習い始めた．当然ながら，柔道には柔道のルールがある．相手をシッカリ倒せば「一本」で勝ちとなる．また，してはいけない違反行為（反則）はコレコレと決められている．これら「勝ち方」と「違反行為」は全部，規則として詳細に決められている．そして，師範の朝飛（あさひ）先生からは，武道精神の「礼節」「姿勢」を，強く指導された．それが朝飛一門の門弟の柔道観を大きく培った．

　柔道を例にあげたが，すべてのスポーツに「勝ち方」と「違反行為」が公式規則として詳細に決められている．また，スポーツマンシップが尊重されている．

　ところが，研究界では，スポーツ界のように決められた公式規則がない．何をどうすると勝ちになるのか，「勝ち方」の決まりがない．また，「違反行為」の規則はあるが，詳細に決められていない．そして，研究者としてあるべき「礼節」「姿勢」を示すマナー教本がない．つまり，ほぼすべてが曖昧である．

　さらに，もう一点，スポーツ界と異なる重要な点がある．研究界に

2

は，審判員がいない．大学院生や研究者が「違反行為」をしても，それを見つける役目の人も，「あなた，それ違反です」と指摘・判定する役目の人もいない．

研究の進め方と査読

　研究活動のイロハを実験科学を例に説明しておこう．

　研究の基本は，興味・関心をもつ物事についての知を増やす，あるいは特定の問題を解決する新しい知見・解釈・理論を得ることにある．研究をデザインし，デザインに沿って大学・研究所の実験室，現場，野外でデータを集める．知が蓄積できた，あるいは解決に役立つ新しい知見・解釈・理論が得られたら，それらを研究成果としてまとめ，学会（国内外）で発表，特許出願，学術誌に論文（原著論文，研究論文）を発表する．これが，研究活動である．

　大学院生の場合，自分で最初から研究テーマを設定することはほぼ不可能なので指導教員に提示してもらうことになる．また，実験手技は学部時代の実習で習ったレベルでは役に立たないので，指導教員，研究室の先輩・同輩，他の研究者から教えてもらう．あるいは，自分で論文を読んで導入することになる．どの段階も指導教員と十分にコミュニケーションを取り，指導教員の了解のもとに行動する．

　大学院生の場合，実験作業をするのは自分なので，その研究成果を自分の所有物だと思い込む人が時々いるが，勘違いしないでもらいたい．研究テーマや実験設備・手法の設定は指導教員が行っている．さらに，実験設備も使用する薬品や器具も，指導教員が獲得してきた研究費に依存している．また，研究成果の所有権は所属する大学・研究所が規則を定めているので，その規則に従う．指導教員に隠して，勝手に研究発表や論文投稿するのは御法度である．

　論文投稿では，各学術誌に投稿規定が掲載されているので，その投稿規定に従う．

　研究成果の栄誉を受ける人は論文の著者（オーサー）である．ややこしいのは，「著者（オーサー）」は論文を「執筆した人」と同義ではない．論文を「執筆した人」を含め，論文内容に貢献した人である．「著者（オーサー）」の最初の人が第一著者（first author）で論文の

栄誉を大きく受ける．最後の著者は指導教員がなることが多い．また，学術誌とやり取りする連絡著者（責任著者，corresponding author）も重要視される．

論文原稿を投稿すると，専門家が論文の中身を審査し，掲載許可（アクセプト，受理）あるいは掲載不可（リジェクト，不採択）と通知してくる．この論文の中身を審査することを「査読（ピアレビュー，peer review）」とよんでいる．論文が出版されてから論文の中身についてコメントすることを「出版後査読」とよんでいる．

学術誌に論文を出版しても原稿料はもらえない．多くの場合，掲載料を払う．大学院生が第一著者であっても，この掲載料は指導教員が指導教員の研究費から払うが，支払い作業は所属する大学・研究所の事務がする．

信じられないかもしれないが，投稿論文の中身を審査する査読は，1960 年代までは，非常にまれだった．アルバート・アインシュタインが 1901〜1955 年の 55 年間に発表した約 300 報の論文のうち，査読された論文はたった 1 報だけだった[2]．

1869 年創刊の学術誌「ネイチャー（Nature）」は，1973 年まで，外部の専門家に査読を依頼することが珍しかった．1823 年創刊の医学の一流学術誌「ランセット（The Lancet）」が査読を始めたのは 1976 年である．それまで，学術誌は，信頼できる個人のつながりで研究者の原稿を入手し，査読なしで論文として掲載していた．

▎科学研究への信頼

第二次世界大戦後，米国は科学研究を富・健康・防衛力という金の卵を生むニワトリだと認識し，科学研究に巨額の公的資金を投入するようになった．それを国民に了解してもらうには科学研究への信頼が必要だった．1970 年代に，科学研究への信頼を科学者が保証するシステムとして査読が取り入れられ発展していった．査読システムは発展したが，現在，以下の欠点が指摘されている．

①研究成果の発表が大幅に遅れる

②査読者に多大の時間と労力がかかる（のに無料奉仕）

③査読できる各分野の専門家が少なすぎて，査読の質が落ちる

JCOPY 498-14848

論文の査読について述べたが，現代では，論文だけでなく，博士号授与，研究助成金の採否，研究者の採用・昇進などすべての研究評価は，出版論文数・被引用数と査読的評価で審査されている．

　カリフォルニア大学ロサンゼルス校のマリオ・ビアジオリ殊勲教授（Mario Biagioli）は，査読はすべての研究分野を横断する研究界の統一評価原理だと指摘している[3]．

　また，査読とは別に，科学研究への信頼向上のため，米国は1980年代に，「してはいけない行為」としてネカト禁止策を導入した．その後，日本を含め多くの国は米国のネカト禁止策と似た制度を自国に導入した．なお，日本が導入したネカト禁止策には，根本的な部分に少し欠陥がある．

　さらに，米国は2017年の「#MeToo」運動に呼応して，アカハラ・性不正を研究界の「してはいけない行為」とする規則を，ここ数年，導入しようと検討している．

TAKE HOME MESSAGE FRESHLY MADE

- 研究界ではスポーツ界のような詳細な公式規則がなく，審判員もいない．
- 科学研究の信頼を得る仕組みとして1970年代に査読が導入され，1980年代に米国でネカト禁止策が導入された．
- 博士号授与，研究助成金の採否，研究者の採用・昇進など研究界のすべてが，出版論文数・被引用数と査読的評価で審査されている．

② 研究上の問題行為

研究グレーの位置

　「研究上の問題行為」には，図1 に示すように大きく3つのタイプ，①違法行為，②ネカト・性不正・アカハラ，③クログレイがあ

違法行為	ネカト・性不正・アカハラ	クログレイ
法的処分	あり	なし
機関処分	あり	なし

図1 研究上の問題行為

る¹⁾. 断らない限り日本の状況を示す.

3つのタイプの基準は,基本的には法的処分と機関（大学・研究所）処分の「あり・なし」である. ただ,最初に述べたように,研究界の規則は曖昧である. 違反行為（反則）は細部まで詳細に決められていない. それで,3つのタイプの線引きは明確ではない.

①「**違法行為**」は,原則として,法的処分が「あり」,機関処分も「ある」.

まず,「研究上」かどうかを問わず,研究室で殺人や暴行をすれば法的処分される. これは,ここに書かなくても明白な「違法行為」である.

そして,国の法律やガイドラインで禁止されている「研究上してはいけない行為」がある. 例えば,大学院生も犯罪者になりえる「著作権法」違反がある. また,研究分野特有の「違法行為」もある. 生物医学系では「ヒトを対象とする研究」「遺伝子組換え実験」「実験動物」「放射性同位元素を扱う実験」などで,守るべき法律やガイドラインがある.

②「**ネカト・性不正・アカハラ**」は,原則として,法的処分は「ない」が,機関処分が「ある」. ただし,悪質な場合（特に,性不正）は法的処分が「ある」.

ネカトの文部科学省の定義を以下に示す. 定義では「ねつ造」ではなく「捏造」を使用しているので,それに従った⁴⁾.

(A) 捏造：存在しないデータ,研究結果等を作成すること.

(B) 改ざん：研究資料・機器・過程を変更する操作を行い,データ,研究活動によって得られた結果等を真正でないものに加工すること.

6

（C）盗用：他の研究者のアイディア，分析・解析方法，データ，研究結果，論文又は用語を当該研究者の了解又は適切な表示なく流用すること．

　日本では，研究「費」不正は，ネカトと同様，法的処分は「なく」，機関処分が「ある」．それで，しばしば，この「②」に分類されるが，米国では違法行為「①」である．

　また，本書ではセクハラ（性不正）とアカハラを「研究グレー」行為に分類したが，**図1**に示したように，米国ではネカトと同様に「②」で扱われ始めている．また，悪質な性不正は海外では違法行為「①」になることが多い．

　③「**クログレイ**」は本書で扱う「研究グレー」と同義語で，原則として，法的処分が「なく」，かつ，機関処分も「ない」．ただし，悪質な場合は機関処分が「ある」．実態は本書の各論で解説した．

処分

　法的処分は，一言で言えば，警察官に逮捕される刑事事件や，被害者から賠償金を求められる民事事件である．逮捕や賠償金請求がなくても，法律に違反した場合をここに含める．法的処分は，機関処分より優位である．

　機関処分は，所属する（した）大学・研究所からの処分で，機関の定めた規則に基づいて処分される．機関は調査委員会を設けて調査する場合もある．また，法的処分されると，ほぼ，機関処分される．

　研究者に対する機関処分は，以下の「5懲戒3注意」である．「重い＞軽い」で示す．下記の他に，名誉教授という称号の剥奪，授与した賞の取消しがある．

（A）懲戒処分（法律上の処罰）：免職（解雇）＞降任（降格）＞停職（出勤停止，懲戒休職，自宅謹慎）＞減給＞戒告（譴責）
人事記録に残り，昇任・昇給・諸手当の支給等に影響する．

（B）注意処分（法律上の処罰ではない）：訓告（訓戒）＞厳重注意＞口頭注意

表1 学生に対する京都工芸繊維大学（国立）の懲戒処分
（京都工芸繊維大学．学生の懲戒処分[5]）

懲戒処分の種類	内容
訓告	学生の行った行為を戒めて事後の反省を求め，将来にわたってそのようなことのないよう，文書により注意すること．
停学	有期又は無期とし，この間の登学及び本学の学生としての活動を原則として禁止すること．
退学	学生としての身分を喪失させること．

※懲戒処分のほか，口頭による厳重注意及び指導を行うことがある．

　大学院生に対する機関処分は，退学＞停学＞訓告である．**表1**に京都工芸繊維大学（国立）の例を示すが，国公私立を問わず全大学ほぼ同じである．また，単位取消し，学位（学士号，修士号，博士号）剥奪，授与した賞の取消しもある．

　学術誌からの処分は，主に，論文の「撤回（retraction）」「懸念表明（expression of concern）」である．少数だが，投稿原稿を出版しない「取下げ（withdrawal）」，出版後に著作権や法的問題など掲載に問題が生じた場合の「差し替え（replacement）」や「削除（removal）」もある．重大な不正をした者には，その後，「投稿禁止」を科すこともある．

　学会からの処分は，会員の身分を剥奪する「除名」，「会員資格の期限付き停止」，「厳重注意」処分がある．ただし，日本の学会から「除名」処分された人は少ない．撤回論文数が世界2位の藤井善隆〔東邦大学准教授（当時）〕は，除名処分前に退会し，日本麻酔科学会から「除名」処分されていない[6]．

規則は国によって異なる

　これまで述べた「研究上の問題行為」とその処分は日本のローカル・ルールである．「研究上の問題行為」では，「日本の常識，世界の非常識」部分が無視できないレベルで存在する．全世界のルール・基準を調べたわけではないが，米国とは明らかに異なる．1例を示す．

　2015年7月1日，米国のアイオワ州立大学のドンピョウ・ハン助教授（Dong-Pyou Han）が，研究データのねつ造・改ざんで，4年9

カ月の実刑判決を受けた．一方，日本では，研究データのねつ造・改ざんで実刑判決を受けた研究者はいない．

　外国の学術誌に論文投稿・出版，国際共同研究，外国の研究会で発表，外国の研究室で研究する場合（ポスドクなど），その国の規則（と研究文化）に従う．日本のやり方を通した場合，極端なケースだと逮捕や高額な賠償金が科される（例：性不正行為）．また，外国人を招いて日本で研究する場合，日本のやり方を通すと問題が生じる場合がある．ということで，可能な限り，常日頃から国際基準に準拠した研究活動をすることが望ましい．

規則は変わるが時効はない

　「研究上の問題行為」は10〜20年で大きく変わる．それまで許容されていた行為が徐々に（あるいは急速に）「不適切」になることがある．

　方丈記になぞらえると，研究活動は河の水面に浮かぶ泡なのである．絶えず変化している河の流れという研究界で，読者の皆さんは，日々脹らんだり，消えたりする研究活動をしているのである．河の流れは絶えず変わる．時には集中豪雨や台風で河の流れが大きく変わる．研究活動が成り立つ場が大きく変わるのである．このように「研究上の問題行為」は常に，徐々に（あるいは急速に）変わる．

　そして，注意すべきことだが「研究上の問題行為」の処分に時効はない．「ない」と書いたが，少数の国・機関では時効を設定している．しかし，時効はないとみなして研究活動をすることが基本である．

　ほとんどの国・機関では，若気の至りでしてしまった昔の行為だからと許してもらえない．

　あなたが大学院生のとき，提出期限が迫り，精神的に追い込まれ，うつ状態になりながら博士論文を完成した．そのとき，軽い気持ちで，引用せず，他人の文章を自分で書いたかのように博士論文に使った．20年後，○○大学の著名な教授になったあなたが，ある日突然，博士論文の盗用と訴えられ，博士号が剥奪され，大学を解雇される．という話は，外国（例，ドイツ）では珍しくない．日本ではいまのところ聞かないが，多分，今後は「あり」える．

本書は時代を先取りした内容なので，本書の注意を守れば，将来はかなり安泰だが，それでも，時代と共に文化・価値観は変わる．本書で示した規則やルールも時代と共に変わると受け止めることだ．

新手の研究不正と研究グレー時代の到来

昔のデータねつ造では，3メートルの巨人の石膏像をヒトの化石だと主張したカーディフの巨人，サルの頭蓋骨とヒトの頭蓋骨を貼り合わせて新人類（ピルトダウン人）の化石だとダマしたチャールズ・ドーソン，マウスの皮膚の毛色をマーカーで着色して皮膚移植の成功例としたサマリン事件など，科学的証拠品そのものをねつ造した．

ここ30年ほどは，コンピュータの発達で，科学的証拠品そのものではなく，グラフや画像（電気泳動バンドや顕微鏡写真）のねつ造・改ざん，そして，文章のコピー・アンド・ペーストによる盗用など，表現上のネカトが主体になった．

さらに最近は，研究者の評価を数値で評価する「メリトクラシー」全盛の時代で，科学的証拠品そのものや表現よりも，評価の指標となる数値をねつ造・改ざんするようになった．研究助成する側は，採択した研究課題が研究界や社会に対して「重要で影響力がある」と正当化する必要がある．それで，採択した研究課題と研究者の「重要性」「影響力」を単純な数値（発表論文数，被引用数など）で評価する[3]．これら評価の数値を巧妙に操作する時代を迎えたのである．

ところが，日本政府は米国から4半世紀（約25年）遅れでネカト対策に取り組んだ．新手の研究不正や研究グレー行為に対して，残念ながら，日本は，ほぼ無策である．例えば，2022年，日本の大学教授が深刻な査読偽装をし，論文は撤回された．しかし，文部科学省の2014年ガイドライン[4]では査読偽装について何も言及していなかった．それをタテに，大学は不正者を処分せず，ウヤムヤ化が進行中である．

そして，本書の主題である「研究グレー」に関して，日本は今のところ「ほぼ全く」対応していない．一方，米国は，2022年9月，2005年に制定した研究公正規則の改訂のために，研究者・国民からの意見・情報の収集を始めた[7]．

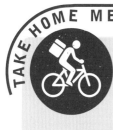

TAKE HOME MESSAGE FRESHLY MADE

- 「ネカト・性不正・アカハラ」行為は，法的処分は「ない」が，機関処分が「ある」．ただし，悪質な場合は法的処分が「ある」．
- 研究グレー行為は，法的処分が「なく」，かつ，機関処分も「ない」．ただし，悪質な場合は機関処分が「ある」．
- 日本の研究不正関連の規則・処分は米国や欧州と幾分異なる．10〜25 年遅れている．

③ 研究グレーの全体像

日本の事件と対策

　米国では 1980 年代にネカトに対する取り組みが本格化し，1989 年，連邦政府の機関として研究公正局（正確にはその前身）が設立された．一方，その頃，日本はネカトに全く関心がなかった．米国 NIH の国立がん研究所に研究留学していた白楽は，1981 年，日本の雑誌にコーネル大学の大学院生マーク・スペクター（Mark Spector）のデータねつ造事件を紹介したが，日本は無関心だった．

　米国で連邦政府・学術界・出版界・メディアがネカト対策に真摯に取り組んでいた 1980 年代，注目を浴びたネカト事件が日本になかったわけではない．例えば，1983 年 12 月 6 日の読売新聞は，広島大学医学部・第一外科の田口一美（たぐち かずみ）教授（58 歳）の人工心臓の世界記録・日本記録は，実験データのねつ造だったと大々的に報じた．田口教授は，1982 年，補助人工心臓を埋め込んだ子牛が 523 日間生存したと米国の学会で発表した（世界新記録）．さらに，1983 年，完全人工心臓を埋め込んだ子牛が 145 日間生存したと大阪の学会で発表した（日本新記録）．ところが，これらのデータはねつ造だった．

　日本のメディア（主に新聞）が報道した 1970〜2021 年のネカト事

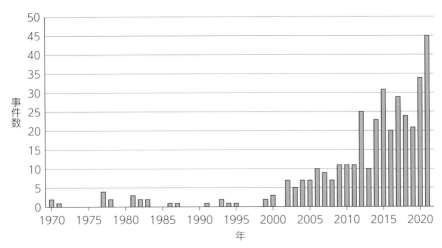

図2 日本のメディア（主に新聞）が報道したネカト事件数

表2 2000年以降の日本の重要事象（[ ]は日本の事象ではない）

2000年11月: 藤村新一事件勃発
2004年10月: 2002年に起きた米国のヘンドリック・シェーン事件をNHKテレビが「史上空前の論文捏造」として放映
2006年8月: 文部科学省の研究不正対応ガイドライン（初版）発表
[2010年8月: 米国で「撤回監視（Retraction Watch）」が稼働]
[2012年10月: 欧米でパブピア（PubPeer）が稼働]
2013年4月: 博士論文のインターネット公表を義務化（平成25年文部科学省令第5号）
2014年2月: 小保方晴子事件勃発
2014年8月: 文部科学省の研究不正対応ガイドライン（改訂版）発表
2015年4月: 文部科学省・研究公正推進室・設置
2015年4月: 日本医療研究開発機構（AMED）発足，研究公正に研究費支援
2016年4月: 科学技術振興機構（JST）に研究公正ポータルサイト設置
[2022年9月: 米国連邦政府が研究公正規則の改訂を始動]

件数を年代別にグラフにすると，2001年以前は田口一美教授事件を含め，ぽつぽつと報道されていただけだった **図2**[1]．しかし，2002年以降，確実にネカト事件が報道されるようになった．

表2に2000年以降の日本の重要事象を年代順に示した[1]．2017年以降は，大きなネカト事件や重要事象は起こっていない．

「日本の事件と対策」の特徴を以下に3点あげる．

1つ目は，2015年以降〜現在，日本は研究不正大国だと国際的に認識されていることだ．「撤回監視（Retraction Watch）」が「撤回論文数」世界ランキングを最初に発表した2015年頃，すでに第1位は日本人で，第10位以内に3人の日本人がランク入りしていた．2023年現在，第10位以内に5人と増えている[1,8]．

　2つ目は，米国では，ハーバード大学医学部など米国の医学の本丸の教授を直撃するデータねつ造事件が起こり，連邦政府・学術界・出版界・メディアがネカト事件を深刻に真摯に受け止めた．それで，対策を立て，規則を設け，研究公正局を設立し，ネカト摘発・防止に乗り出した．ところが，日本は，医学の本丸である東京大学の臨床系教授に強いネカト疑惑が生じたのに，ビビッて（多分），シロと判定した．学術界・メディアもこの点を追及せず，国・学術界全体が事件を深刻に受け止める機会を逸した．それで，ネカトを本気で解決しなくてもいいという風潮が日本全体にはびこってしまった．同時に，文部科学省はゆるい規則に終始し，各大学はいい加減な調査と隠蔽を繰り返し，処分は甘いままになってしまった．この「ゆるさ」，「隠蔽」，「甘い処分」は，「1つ目」の原因にもなっている．欧米に比べ，日本の政府・学術界は本気で改善する意識が低い．

　3つ目は，繰り返しになるが，「研究上の問題行為」への日本の対処は外国で通用しない部分があることだ．そして，それを指摘すると政府と大学を批判する形になるので，日本人研究者の多くは指摘しない．それで，国際基準に合わない日本のネカト対処は一向に改善されない．

白楽の"行為 vs 事件"仮説

　メディア（主に新聞）がネカト「行為」を報道して初めてネカト「事件」として国民は認知できる．つまり，ネカト「事件」数は報道されたネカト「行為」数である．前項で示した **図2** のように，日本のネカト「事件」数は2013年頃からここ10年ほど急増し，高止まりしている．それで，ネカト「行為」がここ10年ほど急増していると勘違いする人が多い．しかし，ネカト「行為」は昔の方が多かった．

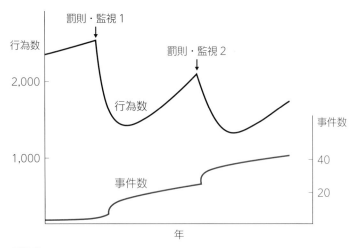

図3 白楽の "行為 vs 事件" 仮説

　ネカト「行為」数とネカト「事件」数の関係は重要なので，その違いをしっかり理解していただきたい．ネカトの「行為」数＝「事件」数ではなく，「行為」数≫「事件」数である．

　ラフな数値で示すが，100件のネカト「行為」のうち，通報されるのが10件，ネカトが確定しネカト「事件」としてメディアに公表されるのは1件程度，つまり，ネカト「行為」のうちの1%程度しかネカト「事件」として認識されない（数値はラフで推定値）．

　通報率，ネカト確定率，報道率はメディアがネカトと騒ぐと「大きく」上昇し，静かになれば低下する．それで，ネカト「行為」数が一定でも，ネカト「事件」数はメディアの騒ぎ方に大きく依存する．

図3 に示すように，ネカト「行為」数と「事件」数は以下のような変化をしてきたと思われる（数値は適当）．

　昔は，ネカト「行為」が日常茶飯事のように行われていたが，それが学術の弊害になったので，規則を設け，罰則を科した．規則を設け，罰則を科したので，人々はネカトを監視するようになり，「行為」数は一時的に減った．同時に，規則を設け，罰則を科したので，メディアが取り上げ，通報率，ネカト確定率，報道率が上がり，報道される「事件」数は増加した．

JCOPY 498-14848

「人の噂も 75 日」なので，しばらくすると一時的に減った「行為」数が徐々に増える．増え方が目に余るようになると，科学研究への信頼回復のため，再び，罰則・監視が強化される．その結果，メディアが取り上げ報道する「事件」数は増加し，気を引き締めた研究者はネカトをしなくなり，ネカト「行為」数は減る．この繰り返しである．

ただ，米国も日本も適切な測定法がないため，ネカト「行為」数のデータはない．つまり，この 図3 は仮説である（白楽の "行為 vs 事件" 仮説）[1]．

図2 のように，2013 年頃からここ 10 年ほど日本のネカト「事件」数は急増し，高止まりしているが，ネカトハンターの貢献，日本政府・大学・メディアの努力で，2001 年頃から現在まで，ネカト「行為」数は大きく減少してきたと思われる．

なお，白楽の "行為 vs 事件" 仮説は研究グレーにも適用できるので，罰則がほとんどなく監視も甘い研究グレー「行為」は 2023 年現在とても多いと思われる．本書の出版を受けて研究グレー「行為」が大きく減少することを願う．

研究グレーの全体像

本書では，研究グレー行為の内容を各論で丁寧に解説した．全体像を俯瞰しやすいように，目次の「研究マナー」の各見出しに以下の「悪質度」マークを加えた．この「悪質度」の判定は原則論・目安であって，実際には処分されない場合もある．田中智之，榎木英介両編集者の判断も加味されている．

「悪質度」は，以下のマークで示した．

- ■：犯罪相当
- ■：所属機関（大学・研究所）から処分される
- ✕：学術誌から論文の「撤回」または「懸念表明」の処分がある
- ■：犯罪相当ではなく，所属機関，学術誌から処分されない．しかしすべきではない

なお「紙面の都合で本文では省略した研究グレー行為」を 表3 にまとめた．

表3 紙面の都合で本文では省略した研究グレー行為

	悪質度
①査読偽装: 投稿した論文を投稿者自身が査読する.あるいは,査読者と共謀して投稿者が要点を査読者に伝える(編注:2章-12も参照)	×■
②自己盗用: すでに出版した自分の文章や図表を,引用先を示さず,あたかもオリジナルな文章や図表のように,自分の別の出版物に記述する.著作権法違反の可能性もある	■×■
③自分の論文の過剰引用: 自分の論文を異常なほど多く引用する.基準はないが,例えば,引用論文の3割以上が自分の論文	■
④実験妨害: 研究室の他の人の試薬・材料・機器・パソコン・発表資料・私物など破壊・操作する	■■
⑤論文受理後の著者変更: 論文受理を容易にするために,無断で著名教授を共著者に入れ,論文受理後,著名教授名を削除する.また,論文受理後,金銭を払った人(研究に無貢献)の名前を著者に加える	×■
⑥購入学位(ディプロマミル): 修士号や博士号の証明書と取得経歴を,その大学の教育を受けないで購入する	■■
⑦捕食学術誌に論文発表: 捕食学術誌は高額な論文掲載料を徴収し,ほぼ査読なし,不採択なしで,直ぐに論文出版してくれる学術誌なので,出版論文数を増やすのに便利.日本ではハゲタカジャーナルと呼ぶ人もいるが,この「ハゲタカ」の呼称はその鳥類を蔑視するヘイト用語なので,使用しないこと(編注:2章-12も参照)	■
⑧捕食学会で研究発表: 捕食学会は高額な参加費を徴収し,有名観光地で開催するが,実質的な研究情報の交換はない.公費で海外観光旅行ができ,国際学会発表の箔が付く	■
⑨架空著者: 実在しない人を共著者に加える.自分のペットなどの名前を共著者に加える	×■
⑩博士論文の著作権法違反: 学位規則が改正され,2013年4月以降,博士論文を学位授与大学のウェブ上に公表する義務が生じた.学術誌に掲載した論文の文章や図表を学術誌に無断で博士論文に使用すると著作権法違反になる	■■
⑪間違い(杜撰): 誠実な間違い・意図しない間違い・「うっかり」間違いでも,交通事故で被害者が死亡することもある.研究論文も同じで,「間違い」が重大な損害を与える可能性がある	×■
⑫サラミ出版: 1つの研究成果を複数の論文に分けて発表する.薄い内容で論文数を増やす	■
⑬ニセ科学: インチキ研究,デタラメ研究,疑似科学など,科学の衣をかぶった非科学的な言説	×■
⑭コミュケーション遮断: 学術誌,学会,研究者からの問い合わせに対応しない	×■
⑮所属偽装: 研究を実施した機関を偽装する	×■

JCOPY 498-14848

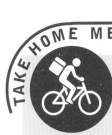

TAKE HOME MESSAGE FRESHLY MADE

- 研究グレー行為の多くは，現在，法的処分も機関処分も「ない」．しかし，今後，処分されるようになるだろう．
- 日本は研究不正大国なのに，政府と学術界の改革力は弱いので，大学院生・研究者は自力でノウハウの習得を心掛けるべし．
- 今後，新手の研究グレー行為が登場するが，研究公正の基本をしっかり身に付け，加担しない，被害にあわないようにする．

■引用文献
1) 白楽ロックビル．白楽の研究者倫理．https://haklak.com/[2023 年 7 月 11 日閲覧]
2) Roger's Bacon: Research Papers Used to Have Style. What Happened? https://newscience.substack.com/p/scientific-styles [2023 年 7 月 11 日閲覧]
3) Mario Biagioli. Fraud by Numbers: Metrics and the New Academic Misconduct 2020 Los Angeles Review of Books. https://lareviewofbooks.org/article/fraud-by-numbers-metrics-and-the-new-academic-misconduct/[2023 年 7 月 11 日閲覧]
4) 文部科学省．研究活動における不正行為への対応等に関するガイドライン（平成 26 年 8 月 26 日 文部科学大臣決定）．https://www.mext.go.jp/b_menu/houdou/26/08/__icsFiles/afieldfile/2014/08/26/1351568_02_1.pdf [2023 年 7 月 11 日閲覧]
5) 京都工芸繊維大学．学生の懲戒処分．https://www.kit.ac.jp/wp/wp-content/uploads/2020/04/20200331_disciplinary_action_against_a_student.pdf [2023 年 7 月 11 日閲覧]
6) 日本麻酔科学会．重要なお知らせ．http://web.archive.org/web/20120904011213/http://anesth.or.jp/news2012/20120830.html [2023 年 7 月 11 日閲覧]
7) Federal Register. Request for Information and Comments on the 2005 Public Health Service Policies on Research Misconduct. https://www.federalregister.gov/documents/2022/09/01/2022-18884/request-for-information-and-comments-on-the-2005-public-health-service-policies-on-research [2023 年 7 月 11 日閲覧]
8) The Retraction Watch Leaderboard-Retraction Watch (2015 年 6 月 18 日保存版). http://web.archive.org/web/20150618050019/https://retractionwatch.com/the-retraction-watch-leaderboard/[2023 年 7 月 11 日閲覧]

◆参考文献
- 白楽ロックビル．科学研究者の事件と倫理．講談社；2011．
- 白楽ロックビル，白楽の研究者倫理．https://haklak.com/[2023 年 7 月 11 日閲覧]
- 田中智之，小出隆規，安井裕之．科学者の研究倫理．東京化学同人；2018．
- 田中智之．誠実な生命科学研究のために．https://sites.google.com/site/integrity0lifesciences/[2023 年 7 月 11 日閲覧]
- 榎木英介，編著．研究不正と歪んだ科学．日本評論社；2019．
- 科学・政策と社会ニュースクリップ．https://clip.kaseiken.info/[2023 年 7 月 11 日閲覧]

〈白楽ロックビル〉

第 1 章

実験データの取得・解析・管理の問題

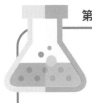

1 | 実験技術や測定機器に対する理解が不十分

① 事例

　研究試料を，構成成分に分離しそれぞれを定量するという操作は頻繁に行われる．高速液体クロマトグラフィー（HPLC）は，その目的で汎用性の高い機器の一つである．**図1** に，ある水溶性の試料を逆相 HPLC で分析した結果を示す．逆相 HPLC は物質を疎水性の違いにより分離する方法であり，疎水性の固相担体に結合させた物質を，移動相の疎水性を徐々に上げていくことで順に溶出させるものである．またここでは，溶出された物質は，その吸光度を測定することで検出している．**図1** の A～F の分析はすべて同一の機器，同じ試料を用いて行った結果である．

　A は適切な条件で分析した結果である．この資料には（少なくとも）2つの異なる物質が含まれていることがわかる．だが，B および D～F の条件で分析した場合，この試料は純品できれいなものである，と解釈することができる．逆に，条件 C で分析した場合には，この資料は汚い混合物である，との解釈も可能である．

② 問題点

　条件 B と C では，縦軸すなわち吸光度検出のレンジが大きく異なっている．B は分離可能な量よりも大量の試料を一度に入れてしまったため，1本のピークに見えてしまったケース．逆に C は，検出器の感度を上げてしまったため，バックグラウンドノイズを拾い，物質のピークと誤解してしまったケースである．D および E は，不適切な溶出条件を採用したケースである．D では最初の CH_3CN（疎水性の移動相）の濃度設定が高すぎる．そのため，試料は固相に吸着されぬまま素通りしているのである．E では，移動相の時間あたりの濃度勾配が大きすぎる．そのためやはり分離能が十分に発揮されていな

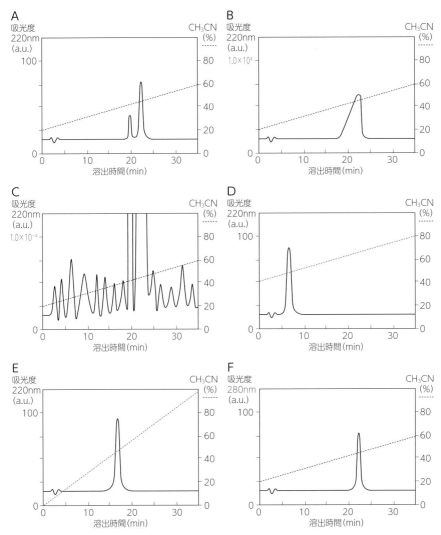

図1 試料を逆相 HPLC で分析した結果

い．F では検出波長が異なっている．条件 A（220 nm）では検出で
きていた 2 つのピークのうち，早く溶出される成分は 280 nm の吸収
をもたないため，見えなくなったのである．同じ試料を同じ機器を用
いて分離分析しても，このように結果が全く異なって見えることはし
ばしば経験する．

　研究に用いる機器はどんどん便利で使いやすいものに進化した．素人でもマニュアルを見ながら操作すれば，データらしきものが得られてしまうようになった．「データらしきもの」は，最適な条件を設定して初めて得られる「真正なデータ」とは似て非なるものである．恣意的に最適条件を外した条件を設定し，自身に都合のよい「データらしきもの」を作成して公表することは，黒に限りなく近い研究グレーである．無論，これが無知に由来するものであったとしても，研究グレーであることに違いはない．

　研究に用いる機器には，それぞれ扱える範囲（ダイナミックレンジ）と，精度（分離能あるいは分解能）がある．さらにそれ以前に，取り扱える試料に限定がある．これらを知り，目的に応じて適切な機器や道具，あるいは手法を選択する能力は，一朝一夕に身に付くものではない．それこそが専門教育であるとも言える．

　不適切な機器や手法を使ってしまうことによる研究グレーを防止するためには，その道のエキスパートからきちんとした指導を受け，得られたデータの評価にも関わってもらうことが推奨される．

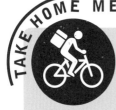

TAKE HOME MESSAGE　FRESHLY MADE

- その機器はあなたの研究目的に使っていいですか？
- 測定したいレンジの設定は大丈夫ですか？
- そのやり方であなたの欲しい精度の情報が得られますか？

〈小出隆規〉

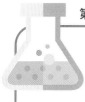

2 不適切な実験手法の採用

1 事例

　緑茶の産地にある，X 社の研究所では，茶葉に含まれるコラーゲン量を測定することとした．コラーゲンの定量には，ヒドロキシプロリン（Hyp）含量の測定が標準的な方法として用いられる．なぜならHyp はコラーゲンに多く含まれる修飾アミノ酸であるからである．この研究から Hyp を比較的多く含む茶の品種が判明した．X 社はそれを原料とした新しい緑茶商品を開発し，「コラーゲンリッチ健康緑茶」と銘打って市場に投入，利益を上げた．

2 問題点

　このケースはかなり高度なサイエンスの偽装である．ここでは標準的な実験手法を採用しながらも，適用できる試料の範囲を逸脱している．コラーゲンの量を測定するために，Hyp 含量を測定することは正しい．しかしここには，コラーゲンは動物にしか存在しないものである，という大前提が存在している．X 社は，確かに Hyp を定量しているが，これは植物特有の Hyp 含有物質由来のものであり，動物のコラーゲンとは似ても似つかない別物である．コラーゲンは Hypを含むが，Hyp を含むからといってコラーゲンではないのである．

　上記のケースは会社ぐるみの意図的な研究グレー行為と解釈できるが，同様の過ちは無知によっても引き起こされる．例えば，コラーゲンが動物特有であることをそもそも知らなかった場合にも同じことが起こる．

3 解説および改善ポイント

　今日では，多種多様な測定機器や実験キットが市販されており，ネット上にも実験プロトコルがあふれている．自身の目的達成のため

に，実験手法そのものを工夫して編み出していた昔とは違って，今の研究者は自分の実験に適した手法を「選ぶ」ようになった．そのために考慮すべきは，何を，どこまで，どの精度で，やりたいのかを明確にすることである．

　ぼんやり，「温めたい」とだけ考えて手法を選ぶ者が，猫を電子レンジで温めたりしてしまうのである．目的に応じて適切な手法を選べることは専門的知識の重要な部分である．エキスパートの文献を真似ること，専門家に助言を仰ぐことは，独りよがりによる過ちを犯さないために有効である．

TAKE HOME MESSAGE FRESHLY MADE

- 実験手法そのものの原理を理解せよ．
- 実験手法の適用限界を知ろう．

〈小出隆規〉

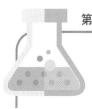

3 海賊版ソフトウェアの使用について

1 事例

　今，インターネット上では，新しいコンピュータ・プログラム，音楽やゲームがダウンロードできるサイトがたくさんあふれている．使ってみたいコンピュータ・ソフトウェア A の市販価格は 10 万円を超える高額であることから，とても買えそうにない．そこでインターネット上で，いわゆる「海賊版」ソフトウェアを見つけ，これをダウンロードして使っている．ところが，知人から「海賊版」ソフトウェアを使用するのは，著作権を侵害する違法行為であり，権利を所有している会社から損害賠償請求を受ける危険性があると忠告された．また，コンピュータ・ソフトウェア B の CD を正規に購入して所有している友人から，その CD を借用して，自分のパソコンにインストールして使用しているが，やはり著作権侵害になるのだろうか．

2 問題点

　コンピュータ・ソフトウェア（プログラム）は，わが国においても，著作権法の保護を受ける対象としての「著作物」とされている（著作権法 10 条 1 項 9 号）．また，プログラムは「電子計算機（コンピュータのこと）を機能させて一つの結果を得ることができるように，これに対する指令を組み合わせたものとして表現したもの」と定義されている（同法 2 条 1 項 10 号の 2）．したがって，コンピュータ・プログラムは，様々な指令を組み合わせて，コンピュータに一定の出力を行わせ，この指令・出力などを含めた一連の流れに，作成者の個性が表現されたものとして創作性が認められることから，著作権の対象とされている．そして，著作権を有する者（著作権者）は，著作物を複製する権利を専有することが認められていることから（同法 21 条），著作権者の許諾のない限り，コンピュータ・プログラムをコ

ピー（複製）することは，著作権法上「違法」とされ，著作権を侵害することになる．

いわゆる「海賊版」コンピュータ・プログラムは，著作権者に無断でプログラムの内容（コンテンツ）をコピーし，正当な対価を著作権者に支払うことなく利用できる状態にした著作権侵害のデジタル・コンテンツである．インターネット上にアップされている違法な「海賊版」コンピュータ・プログラムであることを知りながら，これをダウンロードする行為についても，令和2年著作権法改正（施行は令和3年1月1日から）により違法とされ（同法30条1項4号），悪質な場合（継続・反復してダウンロードする場合など）には2年以下の懲役または200万円以下の罰金（併科も可能）という刑事罰の対象とされている（同法119条3項2号）．もちろん，違法にアップロードされていることを知らずにダウンロードした場合には違法にはならないが，ダウンロードしたサイトが著作権者とは何の関係もないようなサイトであったような場合には，違法にアップロードされたものとは知らなかったという弁解は通らないであろう．

また，正規版のCDを借りて，これをコピーする場合でも，通常，著作権者はコンピュータ・プログラムをパソコンにインストールすることができるのは正規に購入した者に限定していることから，違法コピーとして著作権を侵害する行為となり，また10年以下の懲役または1,000万円以下の罰金（併科も可能）の刑事罰の対象となる（同法119条1項）．

③ 解説および改善ポイント

著作権者は，コンピュータ・プログラムを違法に使用する者に対し，これを差し止める権利を有している（同法112条1項）．つまり，侵害行為を組成したもの，侵害行為によって作成されたもの，またはもっぱら侵害行為に使われた機械もしくは器具の廃棄，その他の侵害の停止または予防に必要な措置を請求することができるとされている（同法112条2項）．したがって，「海賊版」コンピュータ・プログラムや違法コピーの削除や，場合によってはインストールされているパ

ソコンの使用停止を求めることができる.

　ただ，個人的にまたは家庭内やその他これに準ずる範囲内において使用することを目的とした場合（いわゆる私的使用）には，複製することができるとされている（同法 30 条 1 項）．しかし，この「私的使用」の範囲は極めて狭く，仕事や研究のために使うような場合には純粋に「私的使用」とは言えず，違法とされることになるであろう.

　著作権を侵害された場合には，著作権者は侵害者に対し，不法行為による損害賠償を請求することができる（民法 709 条）.「海賊版」ソフトウェアをダウンロードして使ったり，違法コピーをした本人はもちろんのこと，このような著作権の侵害行為を命じたり，あるいはこれを知りながら，これを阻止する措置をとらず，漫然と放置していた管理者（企業や学校等）も，使用者責任（民法 715 条）として本人と同じ責任を問われる可能性がある.

　では，賠償すべき金額はどれくらいになるであろうか．一般的には損害賠償を請求する側（著作権者）において，侵害行為によって被った損害額を立証しなければならないが，著作権侵害により発生する損害額の算定は困難なことが多い．そこで，著作権法は，侵害行為によって侵害者が得た利益の額が，著作権者が受けた損害の額であると推定する規定を置いている（同法 114 条 2 項）．しかし，実際には侵害行為によって侵害者が得た利益の額の立証が困難であることも多いので，最低限の損害賠償額として，著作権の行使の対価として受けるべき使用料（ライセンス料）の金額を損害額として請求することができるとされている（同法 114 条 3 項）．つまり，著作権者は，著作権侵害の事実さえ立証すれば，損害額や因果関係の立証を要することなく，侵害者に対して使用料（ライセンス料）相当額の賠償を請求できることになる．例えば，個人が自分の仕事や研究で使うためだけに違法ソフト（海賊版）や違法コピーを使用していた場合には，1 台分の使用料（ライセンス料）が損害額として認められることになる．これに対し，会社や学校が従業員や学生に違法ソフト（海賊版）や違法コピーを使用させていた場合には，使用台数分の使用料（ライセンス料）が損害額として認められることになる.

「海賊版」ソフトウェアのダウンロードに関連する問題として，ウイルス等（マルウェア）感染の危険がある．感染すると，パフォーマンスの低下，意図していないサイトに移動する，ウイルス感染に関する警告が問題解決のため何かを購入するよう促すメッセージを伴って表示される，コンピュータが勝手にシャットダウンまたは起動する，ポップアップ広告が大量に表示されるという症状が発現することがある．そして，①個人情報（クレジットカード情報等）を抜き取られたり，流出したりする，②デバイスに保存されているファイルが改ざんされる，③デバイスを勝手にロックされて持ち主でも操作ができなくなる，④外部と勝手に通信を行う（通信量激増）などの被害を受けることがある．したがって，「海賊版」ソフトウェアのダウンロードは百害あって一利なしと言える．

TAKE HOME MESSAGE FRESHLY MADE

- 著作権が認められるコンピュータ・プログラムについては，その海賊版をダウンロードしたり，違法コピーしたりする行為は，著作権侵害とみなされる．
- 著作権侵害行為に対しては，民事上の損害賠償請求を受け，場合によっては刑事罰（懲役・罰金）の対象となる．
- 「海賊版」ソフトウェアをダウンロードする際に，ウイルス等に感染する危険がある．

◇参考判例
①東京地裁平成13年5月16日判決（LEC判決）
　マイクロソフト社，アップル社，アドビシステムズ社が，司法試験受験予備校の東京リーガルマインド（LEC）に対し，パソコン用ビジネスソフトを違法コピーして業務に利用したとして，約1億1400万円の損害賠償を請求した事案である．
　判決は，原告側の主張をほぼ全面的に認め，LECに対し総額約8500万円の損害賠償の支払を命じた．この損害賠償額の算定基準は，当該ソフトの市販価格とし，これに違法コピーされた本数を乗じて，賠償金額の基礎額にしている．LECは，違法コピー発覚後に正規ソフトを同数購入しているので損害はない

と主張したが，違法コピーをした時点ですでに著作権法違反が発生しており，後から正規品を購入したからといって，損害賠償義務はなくならないとして，LEC の主張を退けた．

② 大阪地裁令和 3 年 11 月 9 日判決

機械や構造物の設計，製図等の CAD 機能等を有するアプリケーションプログラムの著作権者である原告が，原告の許諾を受けずに複製された海賊版製品について，ネットオークションサイトで入札を募り，落札者に海賊版製品を販売した被告に対し，著作権侵害の不法行為（民法 709 条）を理由に，著作権法 114 条 3 項に基づき，損害賠償を請求した事案である．

判決は，被告が海外サイトにおいて原告製品の海賊版を無料でダウンロードし，オークションサイトにおいて入札を募って海賊版製品を販売した行為が原告の著作権を侵害し，不法行為を構成することは明らかであると判断したうえで，原告製品の永久ライセンス版の定価をもって，原告が著作権の行使につき受けるべき価額であると認めるのが相当として，損害額を合計 10 億 5509 万 6750 円と認定している．

〈浅野則明〉

4 | 不適切な実験記録

1 事例

　実験データに関して，以下のような取り扱い **図1** を（意図的かどうかは問わず）やっていないだろうか．ある薬剤を投与して効果の認められたマウスについての報告という想定である．

a) データの良いとこ取り

b) 判定基準の変更

c) データの採否の変更

・**事例 a)**：実際は 10 匹で実験を行い，そのうち 4 匹に効果が認められた．つまり有効率は 40% という結果であった．しかしレポートには「4 匹に効果が認められた」と記載し，効果の認められなかった 6 匹については記載しなかった．

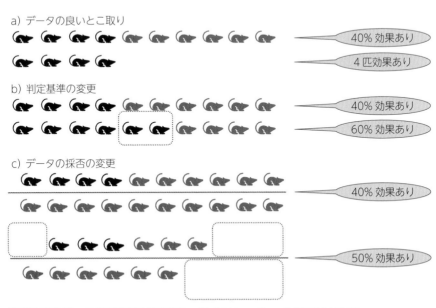

図1 実験データの不適切な取り扱い（株式会社スーザック講義資料より改変）

- **事例 b）**：実験を始める前に設定していた判定基準では 10 匹中 4 匹で効果が認められた．しかし，実験結果を見てみると「ギリギリ効果なし」となってしまうマウスが 2 匹いたので，事後的に判定基準を変更し，「10 匹中 6 匹で効果あり」と報告した．
- **事例 c）**：実薬群，プラセボ群の 2 群でそれぞれ 10 匹のマウスに処置を加えた．実験の手際があまりよくなかったこともあり，実験終了後にデータの採否の基準を変更した．その結果，生データでは有効率は「実薬群 40％，プラセボ群 20％」であったが，データクリーニング後は「実薬群 50％，プラセボ群 0％」となった．

② 問題点

　いずれの例も，マウスの実験結果そのものについては「嘘」ではない．しかし，状況によっては「これはズルい！」となる．

　これらの実験が探索段階の実験であれば，データの取り扱いとしていずれも「有りうる」ことである．例えば事例 a）において，実験の手技が落ち着いていない段階でのデータも含まれていて，それを削除したという状況であれば特に問題はない．事例 b）や c）も有効性の判定基準，あるいはデータの採否の基準を設定するための探索目的で行った実験であれば問題はない．

　しかし，これらが検証段階での実験であればどうだろうか．事例 a）において，4 匹に効果があったのは「事実」であるが，全部で 10 匹の実験における「4 匹」という情報（この実験に付帯する情報なのでメタデータと言ってもよい）を削除してしまうことで，この結果のもつ意味が大きく変わってくることは容易に理解できる．事例 b），c）で事後的に有効性の判定基準やデータ採否の基準を変更する，ということが結果を歪める可能性をもつことについても異論はないであろう．特に事例 c）では，データ採否の基準を得られたデータを見てから事後的に変更することで 2 群の比較可能性を無にしてしまう危険性をもっていることをはっきりと自覚する必要がある．事例 b）や c）においては，判定基準やデータ採否の基準をどの段階で，どのような理由で変更したのか，ということも重要なメタデータと言える．

研究データ管理の三原則

　上記の例に対しては，もしかしたら特定不正行為〔FFP，捏造・改ざん・盗用のこと（略して"ネカト"ともよばれる）〕に該当するのでは，との疑義が寄せられるかもしれない．たとえFFPではなかったとしても，疑わしい研究活動（QRP，研究グレー）の範疇に入ることに異論はないものと思われる．では，研究データがFFPではないことを示すにはどうしたらいいのだろうか．そのヒントは文部科学省の研究活動の「不正行為等の定義」や『研究活動の不正行為への対応等に関するガイドライン』にある．非常に重要な記載があるので一部改変して紹介する．

　「故意によるものではないことが根拠をもって明らかにされたもの及び研究者としてわきまえるべき基本的な注意義務を著しく怠ったものではないことが根拠をもって明らかにされたものは不正行為に当たらない．」

　これは裏を返せば，自らの研究に対して疑義が突き付けられたときに，「根拠をもって」故意ではないと説明しなければならないということである．では「根拠をもって説明できる」ようにするためにはどうすればいいのか．あるいは，「基本的な注意義務を著しく怠ったわけではない」ということを示すためには，どういうエビデンスがあればいいのか．そのために必要な考え方が，我々のグループが提唱している『研究データ管理の三原則』[1]である．それは端的には，①追跡可能性，②再現可能性，③プロセス管理，と表現される．追跡可能性とは，例えば，論文の図表から元データまで遡って追跡できるということを意味する．もちろんすべての実験過程について，その記録を残すことは不可能だが，要所要所で記録を残しておけば，追跡は可能である．さらに，元データから論文の図表まで再現できれば言うことなしである．これを（狭義の）再現可能性という．この追跡可能性と再現可能性を可能にする基盤がプロセス管理ということになる．プロセス管理として標準的な手順を設定していればこそ，必要なエビデンス

（＝記録，メタデータ）がシステマチックに集積されていく．なお，再現可能性は研究の世界では様々な意味をもつ．論文の内容を別のラボで検証することも，研究仮説を別の実験系で検証することも「再現可能性」といわれる．

この三原則を踏まえると，自らの研究に対してFFPではとの疑義が突き付けられたときには以下のような手順を踏むことで自らの正当性を示すことになる．

①まずは，故意の不正が起きるような「機会」は自分のラボでは極めて少ないということを示す．つまりある一定の手順に従ってデータは管理されていて，故意の不正は入りにくい，ということである．

②次に，ありうるとすれば，一定の確率で起こりうるうっかりミスあるいは「よかれ」と思って行った操作であることを説明する．

③その上で，発生した事象に至る過程が追跡できること，再現できることを説明する．

④そこに含まれるミスを修正して，正しい結果を再提示する．

この手順のための一番の情報がメタデータである．追跡するためにも，再現するためにも，そして研究のプロセスを管理するためにも，適切なメタデータを設定しそれを管理することが必要となるのである．

いかがだろうか．研究データ管理の三原則を踏まえることで，FFP疑惑に適切に対処できるようになるとともに研究グレーの発生をある一定のレベルで抑制できるようになるのである．同時に，ラボ内に潜んでいるかもしれない故意の不正に対しても，プロセスを管理することである一定のレベルで抑制効果が発揮されることになる．

抜け落ちがちなメタデータ

では研究データ管理の三原則に必要なメタデータとは何か．「はい，これです」と提示できるのであれば話は簡単であるが，実はそれほど単純なものではない．研究領域や研究の段階（簡単には探索段階なのか検証段階なのか）によって必要とされるメタデータは異なってくるからである．あるいは，研究プロセスのどの「機会」に介入し管理するか，と言い換えてもよい．

ラボでの研究において，介入すべき機会は無数に存在するが，研究

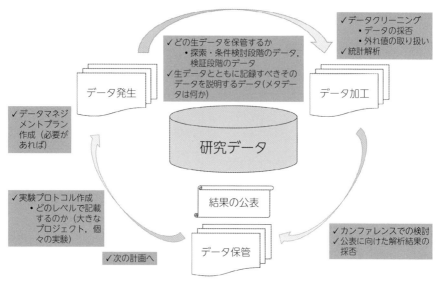

データ発生

✓データマネジ
メントプラン
作成（必要が
あれば）

✓どの生データを保管するか
　・探索・条件検討段階のデータ，
　　検証段階のデータ
✓生データとともに記録すべきその
　データを説明するデータ（メタデー
　タは何か）

✓データクリーニング
　・データの採否
　・外れ値の取り扱い
✓統計解析

データ加工

研究データ

✓実験プロトコル作成
　・どのレベルで記載
　　するのか（大きな
　　プロジェクト，個
　　々の実験）

✓次の計画へ

結果の公表

データ保管

✓カンファレンスでの検討
✓公表に向けた解析結果の
　採否

図2 研究データサイクルにおける「機会」

データサイクル **図2** ということを念頭におくと，プロセス管理の考え方がうまくフィットする．ここで必要になるのは，以下の4つの考え方である．

　①FFP/QRP はコントロールすべき対象であると認識する．

　故意の FFP はいくらルールを厳しくしても，やらかす輩は何らかの抜け道を探し出す．これまでの事例を見れば，あきれるくらいに労力を惜しまず不正行為を働く者が存在することは容易に理解できる．ルールと罰則の強化と故意の不正とのイタチごっこを繰り返すよりは，「このレベルで FFP/QRP は制御できている」と示す方がはるかによい．そのレベルで問題が生じれば，管理レベルを必要に応じて上下させればいいのである．この認識の変更は重要である．

　②研究データ管理の三原則を常に考えるということ．

　③追跡と再現を可能にするためにはデータだけではなく適切なメタデータとともに管理する必要があるということ

　④最後に，適切なメタデータとともに研究プロセスを管理するために，ラボにおける研究プロセスを明確化し，できる範囲で標準化する

ということである.

　実は，研究データサイクルを見ると，最低限どのようなメタデータが必要なのか，そしてラボ活動の標準化ということが見えてくる．図でオレンジ色に示した部分がメタデータとして最低限必要なものになる．また，ラボにおけるデータ管理を支援していると，実験そのもののメタデータについては，研究者はそれほど迷わないことを実感する．逆に，どの領域でも共通して見られることとしてデータを取得してから解析するまでの過程がブラックボックスになってしまいがち，ということがある．それを示したのが **図3** である.

　個別の実験に着目してメタデータを考えてみよう．1回の実験に対して，メタデータは実験プロセスのいたるところ発生する．それは，実際に実験をやっている段階のみならず，データ加工のプロセスでも同じことである．例えば，以下のような過程でメタデータが発生する.

- 生データを容易に扱える形に1次加工する過程
- それらを表形式にまとめる過程
- データの採否の基準を決めるタイミングと過程（ポジティブデータとネガティブデータ）
- 外れ値処理の過程
- 解析手法選択のタイミングとその過程，および選択理由
- ラボにおけるカンファレンスにおけるディスカッションの内容

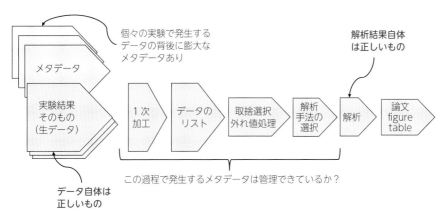

図3 発生したデータの加工・解析のプロセス

いかがだろうか. 皆さんは自信をもって「これらの過程で発生する
メタデータを適切に扱っている」と主張できるだろうか. 最初に提示
した 3 件の事例は, いずれもデータ加工のプロセスにおいて発生する
ものである. 実験を行って得られた結果は真実である. 解析用に固定
したデータセットを解析した結果ももちろん真実である. しかし, そ
の間の過程でメタデータを適切に扱っていないと, 「正しいはず」の
データの信頼性が揺らぎ, 研究グレーへの最初の一歩を踏み出しかね
ないのである. 特に, 実験が探索段階なのか検証段階なのかによって
データ取り扱いについての厳密さのレベルが全く異なってくるので要
注意である.

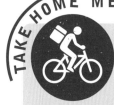

TAKE HOME MESSAGE FRESHLY MADE

- 現状の FFP を主なターゲットにした研究倫理教育
  では研究データの信頼性を担保するのは困難.
- 研究データの信頼性担保教育のターゲットは FFP
  だけでなく研究グレーこそが重要.
- 研究のプロセス管理という概念を持ち込むことで,
  その品質を保証するという考え方が有効.
- 必要なメタデータが抜け落ちることが研究グレー
  (不適切な実験記録) への第一歩.
- メタデータの適切な管理は, 追跡性, 再現性を担保
  するために必須.
- 発生したデータの取り扱いは研究領域に関わらず慎
  重に扱うべき.

◆引用文献
1) 2018 年度, 2019 年度　AMED 研究公正研究公正・業務推進部「研究データ
　の質向上の指導者育成プログラム開発」.

〈飯室　聡〉

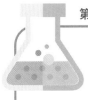

5 | 医学系研究の実施に必要な 倫理審査の手続きの不備

① 事例

　国立循環器病研究センターは日本における心血管疾患研究の拠点である．2019年に当該研究機関が，2つの研究課題について倫理審査における承認を得る前に雑誌に投稿されていたと公表した[1]．当時の「人を対象とする医学系研究に関する倫理指針」（厚生労働省，文部科学省）に照らして，重大な倫理指針への不適合と判断された．

　事の始まりは，2018年に当該研究機関の研究倫理審査委員会事務局が実施した研究終了報告書の調査である．この調査のなかで，多くの研究課題において文書を公開せずに研究が実施されていたことが明らかとなったが，同時に2つの研究課題については倫理審査を受けずに出版されていたことが判明した．2013年度に出版された論文について，論文投稿受理日が倫理審査承認日よりも前であることが確認された．また当該論文には，研究倫理審査委員会の承認を得たという旨の記述があり，これは虚偽であると考えられた[2]．ヒアリングを通して，2人の論文責任著者はいずれも倫理審査を受けていないことと機関の長の許可を得ていないことを認め，在職中のものは戒告処分を受けることとなった．また2編の論文について当該研究機関はそれぞれの出版社に撤回依頼をしている．一方の論文はすでに撤回されているものの，もう一方は今なお撤回手続きが取られておらず，2020年にも別の論文に引用されてしまっている．

　本研究は観察研究であったため，幸い研究対象者や関係者に健康被害が生じることはなかったが，診療情報を取り扱う際の手続きの不備はやはり研究対象者保護の観点からは看過することはできない．当該研究機関としては研究者の義務である，倫理研修の受講の徹底と論文投稿の際の倫理審査の承認および機関の長の許可の確認を義務づけることとなった．

❷ 問題点

　人を対象とする生命科学・医学系研究を実施する際には倫理審査委員会の承認と研究機関の長の許可が必要であるにもかかわらず，必要な事前審査を受けずに研究を実施し，論文出版してしまったことは問題である．世界医師会は，臨床研究に関する倫理規範であるヘルシンキ宣言において，研究を実施する前にあらかじめ倫理審査の承認を得ることを医師に要請している．現行の倫理指針においては研究を実施する際の必要な手続きとして，第1章の第1目的および基本方針のなかで独立した公正な立場にある倫理審査委員会の審査を受けることという記述がある．

　観察研究（あるいは疫学研究）とは，健康に関する状態あるいは発病について，特定の集団内における分布や決定因子を研究し，またその結果を健康増進のための対策に応用することである．主に診療録のみを用いる研究と血液や組織などの生体試料を採取する研究に分けられる．

　本研究では，診療録から診療の転帰や予後などの情報を収集する，いわゆる観察研究であったため，直接研究と関連のある有害事象が起こることはほとんどないと考えられる．では，どのような問題が起こりうるのか．このケースの問題点は診療録の目的外使用であり，プライバシーの侵害にあたる[3]．例えば，誰かがコーヒー片手に私の診療録を勝手に見ているような状況を想像してみる．診療録には医師に話した内容や様々な検査所見，家族の状況，経済状況なども記載されているかもしれない，そのような私自身のかなりセンシティブな個人情報が含まれている．遺伝性疾患や精神疾患の患者と診断を受けていること，あるいは美容形成術を受けた履歴などを他人に見られたくないと思う情報があるかもしれない．このような個人情報を取り扱う際に，倫理審査において研究計画に記載されている，「誰が，どのような情報を，どのように調査し，どのように発表するのか」についてその該当性が判断されている．

　診療とは本来，患者の福利のみを考えて実施されるものである．診

療録も患者の診療のために閲覧するものであり，研究によって目の前の診察中の患者に直接診療上の利益がもたらされることはない．一般論として，観察研究のために診療録を閲覧することは本来の目的から外れた行為と考えられる．診療録は要配慮個人情報に該当する．個人情報保護法では要配慮個人情報を取得や目的外の使用が禁じられており，これを研究に使用する場合には使用が可能となっている根拠や手続きを知悉している必要があるだろう．

③ 解説および改善ポイント

　医療情報は要配慮個人情報に該当するため，目的外での使用においては同意を得る必要がある．しかし研究機関においては，個人情報保護法の学術例外規定により，生命科学・医学系研究においては倫理指針の下で学術研究機関において，学術研究目的で実施する場合には倫理審査委員会において承認を受け，その結果について機関の長が許可することで初めて使用可能となる．倫理審査の手続きの不備は，インフォームド・コンセントの取得の不備および特定不正行為を合わせて，重大な不適合事案と考えられ，違反すれば関係大臣への報告義務が課せられている．倫理審査をかけずに医学研究を実施するということは医学研究の根幹を揺るがす事態であると考えることができる．

　倫理審査委員会は研究計画について科学的合理性と倫理的妥当性の観点から，医学の専門家と非専門家によって研究実施の可否について判断する集団である．1960 年代にボストン大学で実施された非倫理的な研究がきっかけで米国立衛生研究所（NIH）において専門家のパネルを設置したのが始まりであった[4]．ビーチャー博士の有名な論文がその後押しをし[5]，ヘルシンキ宣言（東京，1975 年）において追記されることとなった．倫理審査委員会において，研究計画の倫理審査を実施することは研究対象者の保護のために必要な過程である．当初の委員会の役割は健常人への負荷がかかる実験に焦点を当て，研究対象者の権利と福祉，インフォームド・コンセントを得る手法の妥当性，研究のリスクと想定される便益について審査をするものであり，患者を対象者として扱うことはされていなかった[6,7]．時代とともに

患者も対象者に含まれていき，審査内容も大きく変遷していった．侵襲を伴う医学研究のみならず，1991年には疫学研究の倫理審査のための国際的指針[8]が策定され，個人情報の取り扱いや研究結果から研究対象者集団が被りうるリスクが特定されている．診療情報の漏洩のほか，特定の研究対象者やその集団が研究結果から被る烙印，偏見，名声・自尊心の喪失，経済的損失のリスクがこれに該当するだろう．また研究対象者や患者からの搾取と受け取られかねないような行為は厳に慎まなければならない．研究対象者が不利益を被らないように，研究開始前に倫理審査において研究計画を適切に評価し，リスクがある場合は改善しなければならない，とある．本事例ではこのような可能性のある不利益についての審査が行われず，機関の長も把握しないままに研究が実施されてしまったことは機関の信用を失墜させる重大な不適合事案であると考えられる．

　どのようにすれば未然に防げたであろうか．多くの出版社は，責任著者が論文を提出・出版をする際に共著者に署名を求めているので，その時点で上司を含む共著者が気づき，出版自体は差し止めることができたかもしれない．しかし根本的な点について，医学研究に関する知識のない研究者・医師が誰にも相談せず研究目的で診療録を調べ始めてしまった場合，それを未然に防ぐことは極めて困難である．結局，研究者一人一人が医学系研究の規範や実施の際の手続きについて修得していなければならない．ヘルシンキ宣言に基づき，研究機関としては研究責任者になりうる者を資格のあるものに限定すること，あるいはその修得内容を評価することが望ましい．研究室や部局単位では，まず定期的にデータ・ミーティングや研究発表会などを通して能動的に情報共有を行い，研究の立案の段階から科学的な議論を深めることである．次にデータそのものを複数の目で確認し，変更できないように固定することも考慮する．また研究の透明性を確保するためにモニタリングや監査を導入することも有効である．近年ではブロックチェーン技術を活用した試験の信頼性・効率性について提案した例もある[9]．このような科学的な議論やデータ保護の対策を取りつつ，同時に倫理意識を向上させることが重要である．

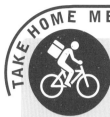
- 医学研究に従事する際に研究倫理の知識をまず修得し，研究対象者の保護と公正な研究の推進に努めなければならない．

- 研究開始前に倫理審査を受けること，研究対象者からインフォームド・コンセントを得ることは必須である．

- 倫理違反を防ぐためにも同じ部局内ですべての研究について能動的に情報共有を行い，科学的な議論とともに倫理意識を磨く必要がある．

●引用文献
1) 国立循環器病研究センター. 倫理指針不適合に係る第三者調査委員会報告書. 2019 年 10 月 12 日.
2) 松井健志，高井 寛，柳橋 晃. 臨床研究論文での Research Ethics Approval 虚偽記載に関する研究倫理的考察. 生命倫理. 2020; 30: 50-7.
3) Beauchamp TL, Childress JF. Principles of biomedical ethics. 7th ed. Oxford University Press; 2013. p.313-4.
4) Livingston RB. Memorandum to the director, NIH: Moral and Ethical Aspect of Clinical Investigation, February 20, 1964.
5) Beecher HK. Ethics and clinical research. N Engl J Med. 1966; 274: 1354-60.
6) Emanuel EJ, Grady C, Crouch RA, et al. The Oxford textbook of clinical research Ethics. Oxford University Press; 2008.
7) Gallin J, Frederick PO. Principles and practice of clinical research. 3rd ed. Academic Press; 2012.
8) International Guidelines for Ethical Review of Epidemiological Studies. CIOMS, Geneva, 1991.
9) Zhuang Y, Sheets LR, Shae Z, et al. Applying blockchain technology to enhance clinical trial recruitment. AMIA Annu Symp Proc. 2020; 2019: 1276-85.

〈江花有亮〉

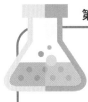

6 | 個人情報管理の不備

❶ 事例

　医療機器メーカー S 社は，全国の数十の医療機関に勤務する医師らと契約を結び，S 社が販売するレンズを用いた眼科手術の際に，患者の身体の一部を含む術野を記録した手術動画の提供を受けていた．

　これらの動画の一部には患者本人の氏名などが記録されていた．また，動画の提供に際して患者の同意を得ていなかったケースや医師が医療機関に無断で提供していたケースもあった．

　S 社は契約時に動画の取得目的を学術資料等としていたとされる．学術研究に利用する旨を患者に説明したことなどをもって，動画の第三者提供の同意を取得したものとみなしていた医療機関もあったが，動画の多くは学術利用されていなかった．

　なお，S 社は動画を提供した医師に現金を支払っており，医療機器メーカーの業界団体「医療機器業公正取引協議会」は，動画提供は現金を支払うための名目で，実際には S 社のレンズの販売促進目的であったと認定し，自主ルール違反として厳重警告を行っている．

　国の個人情報保護委員会は，2022 年 11 月に S 社と動画を提供していた複数の医療機関に行政指導を行い，同時に医療機関における個人情報の取り扱いについての注意喚起を行った．

❷ 問題点と解説および改善ポイント

　個人情報の取り扱いに関しては，近年，世界的に法規制が強化される傾向があり，法改正等による規制環境の変化が頻繁に生じている．国内では，2015 年以降 3 回にわたり個人情報保護法（以下，「個情法」という）が改正されており，10 年前とはルールが大幅に異なっている．法律だけでなく，研究分野の指針等も含め，その時点での最新のルールを確認することが重要である．

本事例の問題点は，個情法の基本的なルールに関わる．

個人情報の定義

個情法上，「個人情報」[*1] とは，生存する個人に関する情報であって，その情報に含まれる氏名，生年月日その他の記述等により特定の個人を識別することができるもの（他の情報と容易に照合することができ，それにより特定の個人を識別することができることとなるものを含む．）と定義される（2条1項1号）．ここでいう「記述」には動画や音声等も含まれる．

事例の場合，動画データ自体に患者の氏名や生年月日が含まれている場合にはその動画は当然個人情報に該当するが，動画データから氏名や生年月日を削除したとしても，同一医療機関で保有するカルテ等の個人と紐づいた情報と容易に照合できる（容易照合性がある）場合には，当該動画データは個人情報に該当し，個人情報の状態で第三者であるS社に提供されたことになる．

研究の世界では，氏名等を削除し研究用IDに置き換えるなどの加工を施して個人情報を研究に用いることが一般的で，この加工を「匿名化」と呼ぶことも多い．個人情報を安全に取り扱うために重要な作業であるが，「匿名化」後も容易照合性があれば法律上は個人情報に該当することに注意が必要である．

個人情報の利用目的の変更・第三者提供

本事例の動画データがもともと診療目的で取得されたものと仮定すると，S社への提供は個人情報の利用目的の変更（18条）および第三者提供（27条）に該当する．個情法では，こうした取り扱いに際して，原則として本人同意の取得が義務づけられる．

学術研究機関が学術研究目的で個人情報を取り扱う場合については例外規定（いわゆる「学術例外」）が設けられており，一定の条件の下で本人同意の取得が免除される．ただし，大学病院等ではない一般

[*1] なお，個情法上は「個人情報」の他にデータベース等で体系的に管理された個人情報を指す「個人データ」という概念があり，両者に適用されるルールには違いがある．本章では煩雑さを避けるために，法律上「個人データ」に該当する場合も含め「個人情報」の表記で統一した．

の医療機関は学術研究を主たる目的とする機関ではないため個情法上の学術研究機関には該当せず，例外規定は適用されない．個人情報を取り扱う機関が個情法上の学術研究機関に該当するか否かによって適用されるルールが異なる点に注意が必要である．

　学術例外が適用されない機関が個人情報を取り扱う場合，「公衆衛生の向上又は児童の健全な育成の推進のために特に必要がある場合であって，本人の同意を得ることが困難であるとき」に該当する場合（いわゆる「公衆衛生例外」）に，本人同意の取得が免除される可能性がある．ただし，学術例外とは異なり，本人同意の取得が困難であることが例外適用の要件となっていることに注意が必要である．

　また，医療分野の研究に個人情報を利用する場合には，一般に「人を対象とする生命科学・医学系研究に関する倫理指針」が適用される．個情法上，病歴等が含まれる個人情報は「要配慮個人情報」（2条3項）に該当し，一般の個人情報より厳格な取り扱いが要請されることもあり，同指針では，個情法上は本人同意の取得が免除される場合であっても，原則として本人同意の取得が必要とされるなど独自の要件を課している．

　また，同指針が適用される研究においては，研究計画書を作成し，倫理審査委員会に付議した上で研究機関の長の許可を受けてから研究を実施することが研究者に求められる．その際，研究計画書に個人情報の取り扱いを記載し，倫理審査でその適切性が審査される．本事例での動画の提供は，こうした研究としての要件を満たすものではなかったと思われる．

研究者と研究機関の関係

　個情法は個人情報取扱事業者（通常は，大学や医療機関等の法人）を規律する法律であり，研究者個人を直接拘束するものではない．ただし，個人情報取扱事業者は，個人情報の安全管理措置を講じる義務を負い，組織としての規律や体制の整備，さらには従業者を監督する義務を負う．令和3年個情法改正（2022年4月より施行）により，学術例外が適用される学術研究機関においても安全管理措置が義務づけられることとなった．研究者個人による個人情報管理の不備は研究機関

としての安全管理措置の不備となりうることにも注意する必要がある.

　また，個情法上の義務とは別に，医師等の医療専門職は資格に付随する守秘義務を負い，業務上取り扱ったことについて知り得た人の秘密を正当な理由なく漏らす行為は処罰の対象とされる（刑法134条等）.患者の情報について秘密を守ることは，法律上の義務であるのみならず，医療専門職にとっては職業倫理上の伝統的な義務でもあり，患者との信頼関係という医療の根幹を支える重要な要素である.本事例における動画の提供は，医師と患者の信頼関係にも大きな影響を及ぼす行為であったと言える[*2].

TAKE HOME MESSAGE FRESHLY MADE

- 個人情報保護に関して常に最新のルールを確認する.
- 氏名や生年月日を削除した情報であっても個人情報に該当する場合がある.
- 研究機関の性質によって学術例外規定が適用されない場合がある.
- 研究者個人の個人情報管理の不備は研究機関としての安全管理措置の不備になりうる.

◆引用文献
1) 個人情報保護委員会.手術動画提供事案に対する個人情報の保護に関する法律に基づく行政上の対応について（令和4年11月2日）.https://www.ppc.go.jp/files/pdf/221102_houdou_2_1.pdf
2) 個人情報保護委員会.「医療機関における個人情報の取扱い」に関する注意喚起.https://www.ppc.go.jp/files/pdf/221102_houdou_2_2.pdf
3) NHK NEWS WEB.手術動画で医師75人に現金提供　医療機器メーカー「厳重警告」.
4) 読売新聞オンライン.白内障レンズ巡り贈収賄容疑，眼科医とスター・ジャパン元社長ら書類送検…大阪府警.https://www.yomiuri.co.jp/national/20230619-OYT1T50101/
◇参考文献
- 個人情報保護委員会.個人情報の保護に関する法律についてのガイドライン（通則編）（令和4年9月一部改正）.https://www.ppc.go.jp/personalinfo/legal/guidelines_tsusoku/

〈横野　恵〉

[*2] 本件に関してはのちに，S社のレンズを使用する見返りに医師に対価を提供していたとして，医師とS社の従業員が贈収賄容疑で立件されている.

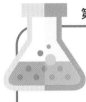

7 | 臨床試験登録内容の修正漏れ

1 事例

　研究者 X が症例数 1,500 例で Y という名称の無作為化比較臨床試験を臨床試験登録したが，実際には 500 例しか症例が集まらなかった．このため，症例登録開始後に研究計画の変更（サンプルサイズ変更）がなされた．しかしながら，この試験の論文には，当初の計画から症例数を減らした経緯や理由についての記載は一切なく，あたかも最初から症例数を 500 例に設定したかのように，症例数を 500 例としたサンプルサイズ計算の根拠が記載されていた．また臨床試験登録の記載内容（予定症例数）を変更しなければいけなかったのに変更していなかった．この論文が学術雑誌 Z に投稿され，査読を経て，受理され，掲載された．Z 側（査読者または編集者）は，臨床試験登録の有無の確認はしていたが，臨床試験登録の内容と論文の内容の比較は行っていなかった．

2 問題点

　研究計画変更時に X が臨床試験登録内容の修正を行っていなかった点と Z 側が臨床試験登録の内容と論文の内容の比較は行っていなかった点の 2 つの点が問題である．まず前者についてであるが，意図的に臨床試験登録内容の修正をせず，変更後の研究計画をあたかも当初からの計画であったかのように論文を書いたのであれば，研究不正に該当する可能性があると筆者は考えている（もちろん，当該の研究者は意図的にやっていたとしても，単にうっかりしていたとか，手違いで意図的ではなかったと弁解すると想定されるのではあるが）．当初の研究計画を変更した場合には，その状況と理由を論文に記述しなければならない．検証的な無作為化比較臨床試験では，有意差が出な

かった場合でも，試験を実施したことに臨床的に意味があるものでないといけない．つまり有意差が出なかった場合には，症例数の不足ではなく，介入の効果に臨床的に意味のある差がないと判断されるようなデザインとする必要がある．このための臨床試験に必要な症例数（サンプルサイズ）を事前に計算しておく必要がある．サンプルサイズは，有意水準（通常5%），検出力（80%のことが多い），臨床的に意味のある最低限の群間差から計算されるが，実務では集められそうな症例数から逆算して，臨床的に意味のある最低限の群間差を設定することがある．意味のある群間差はあくまでも臨床的に判断しなければならず，集められそうな症例数からの逆算は明確に不正とまでは言いにくいが，望ましい行為ではない．集められそうな症例数から逆算した群間差が，実際に臨床的に判断される意味のある群間差より小さいとすると，検定で有意差がみられても，臨床的に意味のある有意差とは言えなくなるからである．

　後者は，研究不正ではないが，学術雑誌の査読体制の質が問われる事例である．もし臨床試験登録の内容と論文の内容を比較しないことが通例となっていれば，後付け解析（後述）を防止することができず，臨床試験登録の研究不正の防止効果はなくなってしまう．逆に学術雑誌の側が臨床試験登録と論文の内容を比較していれば，研究者Xの論文は，直ちに不受理とする（つまり査読が開始されない）のが妥当と筆者は考えるが，過渡期の現実的な対応として，臨床試験登録と論文の内容を適切に訂正することを条件に，査読を開始するという対応もありえる．この場合は，当初の計画に問題があったことになり，また査読者の心証は悪くなるはずで，査読は厳しいものになると想定される．

③ 解説および改善ポイント

　臨床試験登録が，医療の向上に役立つのは，後付け解析の防止による論文の質の向上と出版バイアスの防止によるエビデンスの再評価を介してである[1]．後付け解析とは，研究終了後にデータが出た後で，当初の研究計画（特に主要評価項目とサンプルサイズ）を変えてしま

い，変更後の研究計画を当初の研究であるかのように統計解析を行って論文を書くことである．これは，研究不正と見なされる可能性がある．研究開始前に臨床試験の研究計画を臨床試験登録サイトに登録し，公開することを研究者に義務づけることによって，後付け解析を防止できる．出版バイアスとは，有意差のみられなかった臨床試験や何らかの理由（症例が集められない場合や，介入による重大な有害事象等の発生などが理由に含まれる）で中断した臨床試験が出版されないことが多いため，出版された研究だけを読んでいると有意差の出た臨床試験ばかりが出版されてしまう現象である．臨床試験登録が全研究について適切に行われていれば，出版されなかった研究についても後から追跡調査が可能となり，出版された論文によるエビデンスの再評価が可能となる．

臨床試験登録の本格的な運用開始初期（2006年頃）の過渡期には，事前登録のない臨床試験が実施されて，学術雑誌から査読を拒否されたり，学術雑誌が未登録を見逃して，査読を行い，出版してしまうことがあった．現在の日本では，国による「人を対象とする生命科学・医学系研究に関する倫理指針」が整備され，各研究機関，医療機関に倫理委員会が設置されており，未登録の臨床試験の論文が投稿されることはほとんどなくなっている．また日本医学会の日本医学雑誌編集者会議等の働きかけなどにより，学術雑誌の投稿規定で，臨床試験には臨床試験登録が義務づけられており，未登録の論文が投稿されても査読が開始されることはまずなくなっている．ところが，事例で示したように臨床試験登録の内容が論文と一致しているかどうかの確認を学術雑誌が行っていない例があり，潜在的に問題となっている．海外からは，いくつかの報告があり，日本国内の雑誌については，筆者らが現在調査中である[2-4]．臨床試験登録の内容が論文と食い違っていれば，後付け解析の防止の効果は期待できない．臨床試験登録内容の変更は，様々な疑念をもたらす．臨床試験登録は，第1例目の症例が登録される前に行えばよいので，研究計画が一通り完成したらすぐに登録するのではなく，随時の研究計画の確認を行い，第1例目の症例が登録される直前に実施するべきである．

臨床試験登録は，研究開始前に臨床試験登録を行った時点で完了ではなく，研究の進展とともに進捗状況を更新し，研究計画の変更時は常に臨床試験登録の内容を訂正し，最終的にその結果（投稿しない場合も含めて）を記載することで初めて完了すると考えるのが相当である．症例登録開始後に研究計画を変更した場合に，臨床試験登録に反映せず，当初から変更後の計画内容で研究を開始したかのように論文を記載するのは研究不正と見なされる可能性がある．なぜなら，記載しないことが査読に大きな影響を与えたと考えられるからである．例えば，途中で症例数や主要評価項目を変更したことを，臨床試験登録でも，論文においても明記した場合には，当初の研究計画に大きな問題があったことを暗示することになり，査読上は不利になると想定されるが，これを明記しないことによって，査読上有利な扱いを受けるからである．学術雑誌側が査読時に臨床試験登録内容と論文を比較していれば，このような形での研究計画変更の隠蔽を見つけることができる．質の低い研究をやっても，それ自体で致命的となることはないが，研究不正と見なされかねない行為をして，これが露呈すれば，研究者にとって致命的となる可能性がある．また読者が査読者や編集委員であった場合には，臨床試験登録と論文の内容の比較をきちんと行わないと後日責任を追及される可能があることに留意すべきである．また当該の学術雑誌の査読制度の信用を大きく落とすことになりえる．

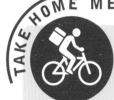

TAKE HOME MESSAGE　FRESHLY MADE

- 事後に研究計画を修正した場合には，臨床試験登録内容の訂正を必ず行う．
- 事後に研究計画を修正した場合には，論文に必ずその旨を明記する．
- 研究計画の変更は疑念を与えるので，このようなことがないように臨床試験登録は，研究計画が一通り

完成した時点ではなく，第1例目の症例が登録される直前に行う．
● 臨床試験の論文を査読，編集する立場になった場合には，臨床試験登録の内容と論文の内容を必ず比較する．

◆引用文献
1) 西内 啓，木内貴弘．臨床試験の信頼性確保 臨床試験登録の必要性，現状とその展望．臨床薬理．2009；40：111-7.
2) Mathieu S, Boutron I, Moher D, et al. Comparison of registered and published primary outcomes in randomized controlled trials. JAMA. 2009；302：977-84.
3) Xiao-Qian Li, Ge-Liang Yang, Kum-Ming Tao, et al. Comparison of registered and published primary outcomes in randomized controlled trials of gastroenterology and hepatology. Scand J Gastroenterol. 2013；48：1474-83.
4) Jones PM, Chow JTY, Arango Mf, et al. Comparison of registered and reported outcomes in randomized clinical trials published in anesthesiology journals. Anesth Analg. 2017；125：1292-300.

〈木内貴弘　小俣文弥〉

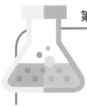

8 | 不適切なデータ解析

1 事例

　次の4つの例はいずれも不適切なデータ解析を含んでいる．どこが
まずいか考えてみよう．

〈事例1〉

　培養細胞抽出液中のタンパク質濃度を測定するためにBradford法
（色素結合を利用した比色法）を用いた．検量線は，濃度を50, 100,
200, 300, 400 μg/mL に調製したアルブミンの水溶液を用いて作成
した．3つの細胞抽出液について同様の比色法により定量した結果,
濃度は，それぞれ102, 225および482 μg/mL と求められた．

〈事例2〉

　培養細胞にある処理を加えることによって，あるタンパク質の量が
増えるかどうかを調べたい．細胞抽出液サンプルそれぞれ2 μL を膜
に吸着させ，目的タンパク質に対する抗体を用いてドットブロットし
た．各ドットの色の濃さを，コンピュータによる画像解析で定量し
た．その結果，このタンパク質は，ある処理によって5.42%増加する
ことがわかった．

〈事例3〉

　4つの異なる処理によって，あるタンパク質の量に変化が認められ
そうだったので，未処理群と処理A, B, C, Dを施した群との間で
そのタンパク質量を比較することにした．Studentの t-検定を行った
結果，処理Bを施した群については，未処理群と比較して統計的に
有意と判断できる増加が認められた．

〈事例4〉

　複数の異なる条件で処理をした培養細胞について，あるタンパク質
の細胞内の局在が変化しているかどうかを調べるために，蛍光免疫染
色を行って比較することにした．1日に1条件ずつ蛍光染色までを行

い，すべてのサンプルを作成した．それらを後日，蛍光顕微鏡で観察して，蛍光染色像を比較した．興味深い結果が出たので，それぞれの処理で得られた代表的な顕微鏡像を 1 枚の図にまとめて論文発表することとした．

② 問題点

　事例 1 は，信頼できるデータの区間を考慮しない例である．比色法を利用するにあたって，その都度検量線を作成することは正しい．しかし，実際に求められた濃度を見てみると，$482\,\mu\mathrm{g/mL}$ のサンプルについては，検量線を外挿して求められた数値である．検量線がどこまでも直線性を示す保証はないため，これは不適切なデータ処理である．検量線がカバーする濃度領域をより広くとるか，あるいは測定サンプルを希釈して検量線に内挿して測定できるようにすべきである．

　事例 2 は，実験中で行う各操作の精密さについて考慮されていない点に問題がある．$2\,\mu\mathrm{L}$ という非常に小さな容量をピペットで量り取り，それをドットブロットするという操作において，どれくらいの誤差が生じるであろうか？　コンピュータを用いた画像解析で自動的に 5.42％増加したという計算結果が出たとしても，数値の何桁目までを信頼してよいのかは研究者自身が適切に判断する必要がある．このケースでは，$2\,\mu\mathrm{L}$ の 5％は $0.1\,\mu\mathrm{L}$ となる．これくらいの誤差はこのケースでは十分考えられるものである．

　事例 3 は，不適切な統計解析手法を利用したことで誤った結論に至ってしまった例である．比較的よくみられる誤りであるが，多群間の比較をする場合，t-検定で 2 群間の比較を繰り返すことは不適切である．

　事例 4 は，並べて比較することの可・不可を考慮しなかったことにより，不適切な結果のまとめ方をしてしまった例である．このケースでは，蛍光染色してからの時間がサンプルによりまちまちであるのに，それを並べて比較してしまったことが不適切である．蛍光は時間とともに退色し，その退色の度合いも保存条件により異なる．これらを（あたかも同時に実施したかのように）1 枚の図のパネルとしては

め込み比較することは，結果の誤解を誘導するものとなりうる．蛍光染色に限らず，複数の実験結果をまとめて1つの図表にする場合には，それらが比較可能であるのかを十分吟味する必要がある．

3 解説および改善ポイント

　たとえ実験結果が真正なものであったとしても，それを不適切に解析することで，誤った結論に至ることがある．また，それらは無意識的に行われてしまう危険性がある．その原因の多くは，考えが及ばないこと，あるいは，そもそも知らないことにある．これを防止するためには，正しい知識を得ることがもちろん重要である．それとともに，不適切な解析により独善的な解釈をすることを防ぐために，同業他者による評価やアドバイスを受けることも有用である．また，優れた論文を読み込むことでも学ぶことができる．その場合は，論文のストーリーを追うだけでなく，どのような実験結果からどのような解析を経て，どのような「質」と「強度」の解釈ができるのかを分析することが重要である．

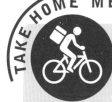

TAKE HOME MESSAGE FRESHLY MADE

- その実験結果から何を「どうやったら」，「どこまで」言えるのかを意識しよう．
- 複数の実験結果をマージするときには，特に注意しよう．
- 信頼できる他者のデータ解析を参考にしよう，データは他者に見てもらおう．

〈小出隆規〉

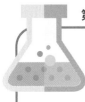

9 | p-hacking

1 事例

〈事例 1〉

　ある研究者は，薬剤 X が血中の某タンパク質濃度を上昇させるとの仮説のもと，動物実験にて薬剤 X 投与後の血中の某タンパク質濃度の変化に関するデータを収集した．その結果，投与後の某タンパク質濃度の平均値は投与前と比較して増加していた．しかし，この差を統計学的検定にて比較したところ，p＝0.06 と有意水準である 0.05 に少しだけ届かなかった．この実験結果を研究室のボスに報告したところ，追加実験を行うこと，さらに実験を 1 回追加するたびに検定を行い p＜0.05 を得た時点で実験を終了させ，結果をまとめるように指示を受けた．

〈事例 2〉

　ある研究者はジェリービーンズの摂取がニキビの原因であるという仮説のもと研究を実施，得られたデータをもとに検定を行った．しかし，その結果は p＞0.05 であり当初の仮説は支持されなかった．次にこの研究者は「ある特定の色」のジェリービーンズを摂取することがニキビの原因となるとの新たな仮説を設定し，20 色のジェリービーンズを用い，各々の色ごと計 20 回の研究を実施した．その結果，緑色のジェリービーンズとニキビとの間に p＜0.05 の関連性を認めたため，この研究者は「緑色のジェリービーンズ摂取はニキビと関連する」と公表した．

2 問題点

　事例 1，2 とも，p-hacking に該当する研究グレー（しかも限りなく「クロ」に近いグレー）行為である．p-hacking とは，統計学的検定で有意性を認めなかった結果について有意と示すことを目的とした

誤った行為である．例として，望まない結果をもたらすデータや実験条件の削除，不要な共変量の投入，不適切な統計解析の繰り返し，選択的なデータの収集（都合のよい結果が得られた段階で実験やデータ収集を終える），などがあげられる．より具体的には，検定の結果がその研究領域で統計学的に有意と見なされる p 値の水準〔多くは 0.05（5%）であろう〕に到達しないとき，有意水準に到達させるべく上記のような行為を行うことである．

この視点から，事例 1 は，統計学的有意水準に至るまで実験を繰り返し追加した行為（選択的なデータの収集）が p-hacking に該当する．事例 2 は，有名なウェブ漫画の一つである xkcd で紹介された一例である[1]．詳細は後述するが，統計学的有意水準に達しなかった検定結果を受け，類似の検定を複数回繰り返すこと（不適切な統計解析の繰り返し）により，第一種過誤の確率が上昇した検定から得た有意な結果を採用したことが p-hacking に該当する．

③ 解説および改善ポイント

p-hacking を回避するためには，研究者が p-hacking に手を染める原因を考える必要がある．その最大の原因は，研究に携わるものの多くが検定の有意水準となる「5%」に過度にとらわれていることであろう．その理由としては，研究論文の学術雑誌への公表が重要視される現在の業績評価制度のなかで，学術雑誌側が（おそらくは商業的理由や注目度といった理由から）仮説を支持する方向で統計的に有意な結果（$p < 0.05$）を示す論文を受理する傾向が強いことがあげられる．まずは学術雑誌側が，p 値に基づいた有意性を論文受理の判断基準として重きを置く姿勢を改める必要がある．一方，研究者側が常日頃注意すべき点は，当然のことではあるがデータを収集した後にデータや解析方法を変えないことである（「HARKing」の項も参照）．検定の有意水準として 5% を採用した過去の統計学者らは，その理由について，「何となく」だったり，「5% 未満で起こる現象を目撃した人が声を上げたから」と述べている[2]．要するに今日まで慣例的に設定されている 5% という有意水準は案外適当な線引きなのである．このよう

な歴史的経緯を知れば，「5％」への執着がいかに科学的本質から外れているか，よくわかるはずであれる．

とは言え，p-hacking 回避にあたっては，自らの抑止力にのみ頼るのではく，p-hacking の実施を困難とさせるような環境作りも必要である．この点から，p-hacking に手を染めないためのより具体的なポイントを提案する．まず，事例1, 2に共通するが，仮説を検証する研究の場合は，事前に研究計画を公表することである．これは，研究対象とする症例数や実験動物数の公表，統計解析の方法も含まれる．詳細な研究計画を立てたら，それを「OpenScience Framework」[3] のような研究プロジェクト管理のためのプラットフォームに登録するのが有効である．臨床医学系の研究であれば，UMIN-CTR[4] や jRCT[5]，clinicaltrials.gov[6] といった臨床試験の事前登録サイトへの登録も有効である．このような不特定多数からの閲覧を可能とする環境への事前の研究計画の公表は，p-hacking の抑止には非常に効果的となる．

次に，事例2のような検定の多重性への対策が必要である．本当は有意差がないはずなのに偶然帰無仮説が棄却されてしまう誤判断のことを「第一種過誤」といい，第一種過誤の確率は有意水準の値（5％）と等しくなる．そうであれば，例えば5％の過誤を引き起こす検定を20回繰り返せば，約64％〔$=1-(1-0.05)^{20}$〕の確率でいずれかの検定で第一種過誤が発生する（すなわち統計学的有意と判断される）ことになる．これは有意水準を5％とした設定からの逸脱であり許容されるものではない．詳細は統計学の成書に譲るが，対策としては帰無仮説の集合ごとの第一種過誤の確率（familywise error rate）を制御する方法（Bonferroni 法など）や，棄却した帰無仮説のなかに含まれる正しい帰無仮説の割合（false discovery rate）を調整する方法（Benjamini-Hochberg 法など）があげられる．

p-hacking は限りなくクロに近い研究グレー行為として十分な注意が必要である一方，p-hacking に対する過剰な警戒は，研究者の研究意欲を萎縮させる懸念を生じかねない．特に探索的研究の場合，データ収集後の統計解析の過程において，様々な解析モデルを使用し新たな知見を探求することはある程度許容されるべきである．ただし，そ

の実施は，第三者に十分説明可能な科学的正当性や根拠がある場合に限られるべきである．また，結果の公表の際は，その研究が探索的研究であることや，事後的に統計解析を実施したことがわかる形で公表を行うことが大切である．

　最後に，あなたが研究者で，研究中にもし p-hacking の誘惑に駆られたときは，なぜ自分は研究者を目指したのか自問するとよい．きっと，新たな知見の発見を通じて知的好奇心を満たし，さらにこれを公表することで世の中の進歩に貢献したかったからではないだろうか？　p-hacking は自分の研究者としての誇りを傷つけないだろうか？　この気持ちを忘れない限り p-hacking に手を染めることはないと信じたい．

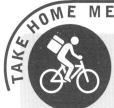

TAKE HOME MESSAGE FRESHLY MADE

- p-hacking とは，統計学的検定で有意性を認めなかった結果について有意と示すことを目的とした誤った行為である．
- p-hacking を回避する方法として，統計解析手法を含む研究計画の事前公表や統計解析上の適切な処理が考えられる．
- 本質的には研究者の自覚が最も重要である．自分はなぜ研究者を目指したのか自問しよう．

◉引用文献
1) 882: Significant-explain xkcd. https://www.explainxkcd.com/wiki/index.php/882:_Significant［2023 年 7 月 11 日閲覧］
2) 折笠秀樹．P 値論争の歴史．薬理と治療．2018；46：1273-9.
3) Open Science Framework. https://osf.io/［2023 年 7 月 11 日閲覧］
4) UMIN 臨床試験登録システム（UMIN-CTR）．https://www.umin.ac.jp/ctr/index-j.htm［2023 年 7 月 11 日閲覧］
5) 臨床研究等提出・公開システム（jRCT）．https://jrct.niph.go.jp/［2023 年 7 月 11 日閲覧］
6) ClinicalTrials.gov. https://clinicaltrials.gov/［2023 年 7 月 11 日閲覧］

〈大塚俊昭〉

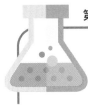

10 | HARKing

① 事例

　臨床医学系研究室に所属する某助教は，疾患 X の重症化因子を探索するために，診療録から過去 5 年の疾患 X 患者の診療情報を収集した．このデータを用い様々な生活習慣および臨床検査値と疾患予後の関連性を分析したところ，生活習慣 Y を有している患者の予後が不良となるとの結果を得た．そこで某助教は，「生活習慣 Y を有する疾患 X 患者は予後不良である」との仮説に基づいて本研究を行ったとの趣旨にて抄録を記載，学会発表した．

② 問題点

　HARKing とは「Hypothesizing after the results are known」の略であり，「結果がわかった後の仮説設定」と訳される．具体的には，データを収集後に分析や統計解析を実施して得られた有意な結果をもとに仮説を後付けで設定し，あたかも「仮説検証研究」のような体裁で公表を行う一連の行為を指す **図1（1）**．本事例では，助教 A は診療情報を収集する段階から疾患 X には着目していたものの生活習慣 Y には特段着目しておらず，当然ながら「生活習慣 Y を有する疾患 X 患者は予後不良である」との仮説も設定していない．それにもかかわらず，データの分析によって両者の関連性が明らかになってから，この仮説を明らかにすることを目的とした研究と装い結果を公表した点は問題となる．

③ 解説および改善ポイント

　HARKing は，データの改ざんや捏造，論文などの剽窃といった明らかな研究不正とは質が異なるものの，研究を遂行する過程で，また他の研究に与える影響の点から看過することのできない問題行為であ

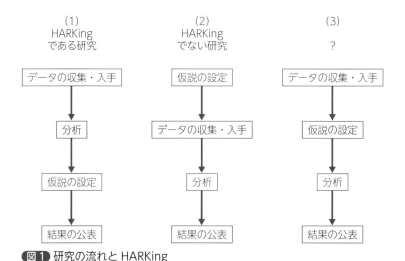

(1) HARKing である研究	(2) HARKing でない研究	(3) ?
データの収集・入手	仮説の設定	データの収集・入手
↓	↓	↓
分析	データの収集・入手	仮説の設定
↓	↓	↓
仮説の設定	分析	分析
↓	↓	↓
結果の公表	結果の公表	結果の公表

図1 研究の流れと HARKing

る．HARKing が問題とされる最大の理由は，多重検定により第一種過誤を上昇させ（第一種過誤については「p-hacking」の項を参照すること），ひいては後に続く同様の研究の再現性を低下させることである．例えば，「p-hacking」の項で述べた通り，1 つのデータセットを用い有意水準 5％と設定した統計学的検定を 20 回実施すれば，いずれかの検定で有意差ありと判断される確率は約 64％となる．HARKing ではこの有意差を認めた結果にだけ着目し，その結果を「5％水準で有意」だったと報告するため，これを再現するべく実施した研究で同様の結果が得られる可能性が低くなるのは自明である．これは，その研究に投じられる人的，経済的，時間的リソースの浪費に他ならず，この点からも HARKing がその後の研究に与える影響は大きいと言える．

　HARKing への対策は比較的明確に実施しうる．まず大前提として，研究者が十分な研究倫理教育を受け，HARKing に関する知識を得ることから始まる．次に，探索的研究として研究を企画立案し，その計画に基づいてデータを収集したならば，解析や結果の公表は探索的研究の結果として公表することを徹底する．特に，探索的研究に比べ検証的研究の方が研究としてのインパクトが強いと研究者が思い込

んでいる場合，探索的研究として行っていた研究を検証的研究として公表したいという動機が生じうる．この点についても教育が重要となる．仮説検証研究として実施する場合は，時間的順序としてまずは仮説を設定し，その仮説を検証するためにはどういったデータが必要かを検討，次に必要と判断されたデータを収集・入手し，最後に事前の仮説を検証するための分析を行うことである **図1 (2)**．ただ，現実には HARKing か否かの判断に迷うケースは散見される．例えば **図1 (3)** のように，すでにデータを収集・入手しているもののそのデータ内容には一切アクセスしていない段階で仮説を設定し，その後事前に設定した分析のみを実施するケースが考えられる．このように，データ分析に先行して仮説が設定されていれば HARKing とは言えないが，問題は，外部の第三者がこの順序（本当に仮説を設定してから統計解析を実施したのか？）を確認することが困難なことである．この問題への一つの対策として，例えば研究グループのなかで独立した者をデータ管理者として指名し，研究者は設定した仮説をデータ管理者に提案，これが承認され初めてデータ共有と分析が許可される，といった役割分担および分析ルールを明確化することがあげられる．さらに，この分析ルールが機能していることの証左として，所属する研究機関内外の独立した第三者による監査を受けることにより，さらに透明性は高まるであろう．一方，これらは研究グループの人的・予算的規模といった点から，必ずしも実現可能性が高い対策とは言い難い．その場合，特に既存のデータベースを用いた研究の場合は，①本研究は既存のデータベースを用いた研究であること，②仮説を検証するという目的とともに探索的検討も実施する研究でもあること，を最初に宣言（明記）することで，探索的研究の側に寄せてしまうのも一つの作戦であろう．この場合，統計学的検定を繰り返すことによる第一種過誤の問題は避けて通れないものの，結果の公表の際，多重性の調整の有無について言及すればよい．加えて，探索的研究であれ仮説検証研究であれ，分析に先立ち研究計画書などを公表し（詳細は p.54「p-hacking」を参照），その計画に従ったデータの分析を実施することも，HARKing を行っていないことの説明となりうる．

p-hackingは意図的に実施する研究グレー行為，場合によりクロに近い行為である一方，HARKingは，研究者にその意図がなくても，本人の研究倫理への理解不足のために起きうる可能性がある．特にHARKingについて自身の判断に十分な自信がもてない若手や初心の研究者は，研究成果を公表する前に，研究指導者のみならず研究機関内外の研究サポート部署や研究支援員などに相談することをお勧めしたい．

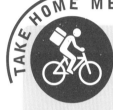

TAKE HOME MESSAGE FRESHLY MADE

- ●HARKingとは，データ分析により得られた有意な結果をもとに仮説を設定し，あたかも「仮説検証研究」のような体裁で結果を公表することである．
- ●HARKingを回避する方法として，研究グループ内でデータ管理者を設定したり監査を受けるといった手順が考えられる
- ●既存のデータベースを用いた研究の場合，当初から「探索的研究」として実施することも考慮する．
- ●HARKingは研究者にその意図がなくても起きる可能性がある．自身で判断がつかない場合は第三者への相談が有用である．

〈大塚俊昭〉

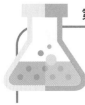

11 不適切な仮説検証

1 事例

　某臨床医学研究グループは，心血管保護作用を併せもつと考えられている血圧降下薬 A の高血圧患者への投与が心血管疾患の発症リスクを低下させるとの仮説を設定し，これを検証するための臨床試験を実施した．研究対象者を，血圧降下薬 A 投与群または A と異なる系統のあらゆる血圧降下薬投与群のいずれかに無作為に割付け，主要評価項目を全死亡，心血管死亡，心筋梗塞，一過性脳虚血発作（TIA）を含む脳卒中による入院，狭心症による入院，心不全による入院，大動脈解離，および透析導入を含む腎機能低下の複合エンドポイントとして設定した．研究デザインは前向き無作為オープン結果遮蔽試験（PROBE）法を用いた．中央値 3.1 年にわたる追跡の結果，A 投与群において，主要評価項目である複合エンドポイント発症リスクの有意な低下を認めた．次に，複合エンドポイントを構成する個々のエンドポイントに着目して解析すると，全死亡，心血管死，および心筋梗塞発症に対するリスクの低下は認めなかったが，TIA を含む脳梗塞による入院，狭心症による入院，および心不全による入院において，それぞれ A の投薬による有意なリスクの低下を認めた．追跡期間中の血圧降下の程度は両群において有意な差を認めなかった．これらの結果から，血圧降下薬 A は，A がもつ血圧降下作用では説明できない心血管疾患リスク低下効果を有すると，この研究グループは結論づけた．

注）薬剤の有効性を検証する臨床試験は，厳密に言うと，研究対象患者の条件等（組入れ基準，除外基準など）を厳格に定め，より理想的な環境下で薬剤そのものの効能（efficacy）を評価する試験（explanatory trials）と，実臨床の場における治療法の効果（effectiveness）を評価する試験（pragmatic trials）に分けられる．本項で扱った事例は後者の臨床試験となるが，初学者も対象とする本書の趣旨に鑑み，特に両者の違いには触れていない．詳細は日本製薬工業協会の資料を参照されたい．https://www.jpma.or.jp/information/evaluation/results/allotment/pragmatic_trials.html ［2023 年 7 月 11 日閲覧］

② 問題点

本事例は実際に本邦で実施され，2007年のLancet誌に論文が公表された臨床試験である[1]．本試験は公表後まもなく研究不正に関する様々な疑義が呈され，その後この論文はLancet誌から撤回された．また，本研究の代表機関が設置した調査委員会において，不適切な研究であったことが認定された[2]．

不適切な仮説検証とは，正しい結論に至るための妥当な方法論を欠くなど，間違った科学的アプローチに基づいた仮説検証のことである．本事例はデータの収集・分析から利益相反管理まで様々な問題点を含んでいたが，本項では，そのなかから「不適切な仮説検証」に関する2つの問題点を取り上げる．1点目として，血圧降下薬Aの有効性を検証するための比較対象（対照）が明確でないことがあげられる．2点目として，PROBE法を用いた研究デザインであるにもかかわらず，エンドポイントに「入院」が含まれていることがあげられる．

③ 解説および改善ポイント

本事例における1点目の問題は何か．本来その薬剤の有効性を明らかにすることを目的とした臨床試験では，何と比較してより高い有効性を示したいのか―例えば偽薬（プラセボ）なのか，現在標準的に使用されている治療薬なのか―を明確にする必要がある．一方，本事例においては，血圧降下薬Aの比較対象（対照）は「Aと異なる系統のあらゆる血圧降下薬」であり，その対象範囲はあまりにも広すぎる．本邦では剤形や容量違いも含めれば相当数の血圧降下薬があり，さらにこれらを複数種類服用するとなると，その組み合わせは実質無数であろう．血圧降下薬Aは何と比べてより高い心血管リスク減少効果を有するのか，本研究からはこの問いに対する明確な回答は得られず，仮説の設定が不適切だったと言わざるを得ない．

次に，2点目の「入院」がエンドポイントに含まれることの問題は何か．日常臨床において，明らかに入院適用の病態を有する者を除けば，目の前の患者を入院させるか否かは医師の裁量に委ねられる部分が大きい．一方，本事例で採用されているPROBE法は，薬剤の割付が研

究参加者側と医師側の双方に開かれており，独立したイベント評価者（通常はイベント評価委員会）に対してのみ割付内容を遮蔽する仕組みとなっている．そうすると，本試験に参加している患者が来院し，担当医が診察の結果入院させるか否か迷った場合，「A薬を使用しているので入院させずに様子を見よう」，もしくは「A薬を内服していないので念のため入院させよう」などと，主観に基づいた判断を下す可能性がある．ここで，「PROBE法は，独立したイベント評価者に割付内容を遮蔽しているので問題はないのでは？」と考える読者がいるかもしれない．しかしながら，イベント評価者はあくまでも登録されたイベントに対してその妥当性を評価するのであって，臨床の場で入院を選択しなかったという判断に対する評価はできない．よって，特にPROBE法を含めたオープン試験においては，主観を排除するためにも「入院」をエンドポイントに置くことは避けるべきである．加えて，複合エンドポイントを構成する個々のエンドポイントのうち，上述のように血圧降下薬Aによるリスク低下に大きく寄与したのは「入院」イベント，特に入院の可否判断に迷うケースが十分想定されうる狭心症や心不全による入院であり，心筋梗塞の発症や心血管死といった客観性の高いエンドポイントに対しては有意なリスク低下を認めていない．にもかかわらず，本研究の結論は「血圧降下薬Aは心血管イベント減少効果を有する」とされた．心不全や狭心症による入院が全体のリスク低下に大きく寄与した本結果をもってして，血圧降下薬Aは果たして心血管リスクを低下させたと言えるのだろうか？　複合エンドポイントを設定すること自体は不適切な方法とは言えないものの，本事例のように複合エンドポイントに「入院」が含まれるオープン試験（PROBE法）の結果についてはより慎重な解釈が求められる．

　本事例のような不適切な仮説検証を避けるためには，研究計画の段階において「比較」と「アウトカム（エンドポイント）」を慎重に吟味する必要がある．本事例で言えば，①血圧降下薬Aの比較対象（対照）とする薬剤を明確に設定し，②「入院」のような主観が混入するエンドポイントを採用しない，もしくは「入院」をエンドポイントとして採用するのならPROBE法ではなく二重盲検法を用いる，といった研究デザインのブラッシュアップが必要だっただろう．臨床試

験における仮説の設定は，現場で生じるクリニカル・クエスチョンを
PICO〔Patients（患 者），Intervention（介 入），Comparison（比
較），Outcome（成果，結末）〕で示されるリサーチ・クエスチョン
へと構造化することから始まる．このなかで，「Patients」と
「Intervention」は比較的研究者の思いが入りやすく入念な検討がな
される傾向がある一方，「Comparison」と「Outcome」の設定は，時
に科学的とは言い難い研究者側の都合（短期間で成果を得たい，ポジ
ティブな結果を得たい，研究資金的にこれ以上手間をかけられない，
など）が影響する．本読者が臨床試験の論文を読む際は，絶えずこれ
らの点に注意しながら結果を批判的に吟味してほしい．特に，本事例
のように権威ある医学雑誌であっても重大な問題や欠陥を有する論文
が掲載されることがある．一方，読者が臨床試験を実施する立場とな
る際は，PICO，特に「C」と「O」が科学的理由以外の様々な大人の
事情（？）により歪められないよう，細心の注意を払ってほしい．

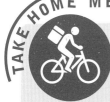

TAKE HOME MESSAGE FRESHLY MADE

- 不適切な仮説検証は，割付が遮蔽されていない試験や，主観が混入しうるエンドポイントを設定した試験で生じやすい．
- 権威ある医学雑誌であっても，仮説の検証が不適切な研究論文が掲載されうる．
- 臨床試験の論文を読む立場でも，臨床試験を実施する立場でも，その研究における仮説検証の適切性に関する批判的吟味が必要である．

◉引用文献
1) Mochizuki S, Dahlöf B, Shimizu M, et al. Valsartan in a Japanese population
   with hypertension and other cardiovascular disease (Jikei Heart Study)：a
   randomised, open-label, blinded endpoint morbidity-mortality study. Lancet.
   2007；369：1431-9. (Retracted article)
2) 臨床試験『Jikei Heart Study』に関する調査委員会最終報告書．http://www.
   jikei.ac.jp/news/pdf/jhs.pdf［2023 年 7 月 11 日閲覧］

〈大塚俊昭〉

第 2 章

虚偽の発表

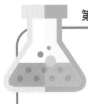

1 | 不適切なオーサーシップ

1 贈り物には毒

　ミスコンダクト事件を調べていくと，必ずと言っていいほど，オーサーシップの違反がつきまとう．様々な専門家が協力する共同研究や，国際共著論文が増大し，多数著者の時代となった．そこでは著者の資格がないにもかかわらず，著者にリストする不適切な習慣が，徳行（良き行い）と見なされる文化が形成されてしまっている．また，共著者を贈物のようにギフトすることも広く行われている 図1．安易に著者となることは，結果として不正論文の著者に名前を連ねる事態となる．オーサーシップの適切な運用こそ，ミスコンダクトの防止に寄与する．

　例えば，東邦大学医学部准教授による172編の捏造論文事件をめぐり，113編で共著者にあげられていたT博士は，いかなる実際的な研究への関与もしていなかった[1]．さらに，彼の友人とお互いに業績を増やすために，論文に名前を入れ合おうとする約束を院生時代にしていた．うまく行ったと，喜んでばかりしていると，知らぬ間に，ミスコンダクトによる不正論文の著者になってしまうかもしれない．「贈り物には毒」があることを忘れてはならない．

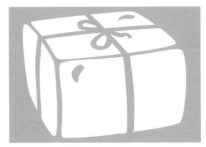

図1 贈り物には毒がある：ギフトオーサーシップ

JCOPY 498-14848

事例: ギフトオーサーシップ

　X市で最大規模の病院の診療科長Aは研究業績を積み上げ，医学部教授となることを目標としていた．Aの指導者に相当する医学部の教授Bは学長を目指して学内政治に余念がなかった．Bは研究活動からは離れて久しかったが，直近の自分の研究業績が寂しくなってしまうのは避けたいところであった．そこで，速いペースで論文を執筆，投稿するAに目を付け，共著者にしてもらうことにした．Bはギフトオーサーシップについての知識はあったが，原稿を読み，修正意見を出すということも立派な共著者の資格だという思いがあった．Aは教授Bに貸しを作っておくことも悪いことではないだろうと考えて，Bからのコンタクトがあって以降は積極的に共著者として加えることにした．Aは努力の甲斐があって，Bの推薦を受け医学部教授に就任した．しかし，Aの論文はほとんどが捏造であり，実際に行われた臨床研究はほとんどなかった．不正の告発はBが学長となってから行われたが，Bは自分の関与はギフトオーサーとしてであって，研究内容には全く責任がないことを強く主張した．Bが学長を務めるY大学の不正調査委員会はこの主張を認め，Y大学はAを懲戒解雇処分，Bを減給とした．

解説 医学雑誌編集者国際委員会（ICMJE）では著者が満たすべき要件として，①研究の立案，設計，あるいはデータの収集，分析，解釈において実質的に貢献している，②論文の草稿作成，あるいは重要な学術的内容に関する批判的な修正に関わる，③最終稿を承認している，④研究論文に寄せられた疑義について適切に調査，解決されることを保証し，論文のあらゆる面に説明責任を負う，ことがあげられている．これは他分野の慣行と比較するとかなり厳しい基準と言えるかもしれない．しかし，本事例のように安易に共著者となることのリスクについては十分に認識する必要がある．

◉参考文献
- Recommendation for the Conduct, Reporting, Editing, and Publication of Scholarly Work in Medical Journals. International Committee of Medical Journal Editors. 2022. https://www.icmje.org/icmje-recommendations.pdf

〈田中智之〉

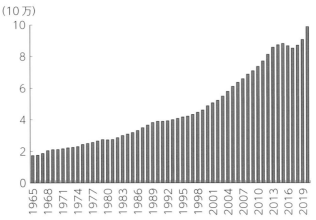

図2 MEDLINE から見た医学生命科学文献数の推移
(MEDLINE Citation Counts by Year of Publication)

② 生産論文数と著者数の増大

　生産論文数をめぐる顕著な傾向として，単独著者論文の大幅な減少と多数著者論文の増大に気づく．さらに「発表するか，それとも死か（publish or perish）」という言葉からわかるように，できるだけ多くの論文を発表することが，研究世界での成功のために欠かせない[2]．世界の医学生命科学領域の代表的な文献データベースである PubMed から，1965 年（173,135 件）〜2200 年（986,012 件）の 55 年にわたる期間のデータを得た **図2**．この 55 年間で，論文数は 5 倍の増加がみられた．研究者は，研究業績競争に勝ち抜くために，論文を許される最小単位にしてまとめようとする．最小出版単位 LPU（least publishable unit）論文である．また，研究者は 1 つの研究から，できるだけ多くの論文を生み出そうとする誘惑にかられる．薄くサラミソーセージをスライスしたような，いくつもの同じような論文を，1 つの研究から連続的にひねり出したものはサラミ論文とよばれる．

③ 平均著者数と最大著者数の変化

　単独著者による発表から，多数著者による発表へと変化していった．著者数をめぐる 5 年ごとの変化が，PubMed を対象に開示され

表1 平均著者数と最大著者数

出版年	平均著者数	最大著者数
2020-2022	6.32	2,959
2015-2019	5.89	5,154
2010-2014	5.18	3,172
2005-2009	4.60	926
2000-2004	4.11	900
1995-1999	3.75	631
1990-1994	3.39	108
1985-1989	3.13	77
1980-1984	2.81	100
1975-1979	2.48	49

(Number of authors per MEDLINE/PubMed citation)

図3 2,458 名の多数著者による論文 (Circulation Journal, 2004)

ている．1975 年以前の平均著者数を見ると 1.89 名であり，最新デー
タ（2020-2022 年）では 6.32 名まで上昇している **表1**[3]．多数著者
による論文発表が一般化される中で，著者数 1,000 名を超える論文
が，2001 年に出現した．メガ著者数論文の発生である．2,458 名の著
者がリストされた大規模臨床試験による論文 **図3**，スイスの CERN

（欧州原子核研究機構）で行われている高エネルギー物理学実験論文などが，メガ著者数論文として出現している[4]．これまでのオーサーシップの定義ではカバーできなくなっている．

④ ゴーストオーサーとゲストオーサー

2004年9月，英国医師会のあるロンドンのBMAハウスを訪問した時であった．案内をしてくれたライト図書館長が，ハウスには，ディケンズ（作家，社会改良家）のゴースト（幽霊）が住んでおり，運が良ければ会うことができると真顔で教えてくれた．また，調査で訪ねたロンドンのケンゾール・グリーン墓地の墓守も，地下墓地に敷設された換気ダクトの近くで少年のゴーストとよく出会うという．ゴーストの存在は，イギリスの人々には，身近な事象なのである．

ゴーストオーサーは，著者の資格がありながら，共著者として扱われない人々で，特に製薬企業に雇用された統計専門家を指している[5]．実際の執筆者が，意図的に隠される事例が存在する．特定の企業に支援された臨床試験の設計，統計解析，論文発表などにあたり，企業側に有利な方向でまとめることができる．そこで，企業の一部では，統計専門家をゴーストオーサーとして雇用し，研究開発競争に勝ち抜こうとしている．

1990年代から2000年代初めに，製薬企業はGood Publication Practice（GPP，良き出版活動）を標榜し透明性を高める方針に転換してきたが，医学雑誌編集側は状況が改善されていないと見なしていた．ゴーストライティングをやめさせるための唯一の方法は，学界で尊敬されるような著名人が，彼らが十分な寄与をしていない論文や適切な謝辞が表明されていない論文などに，著者として名前を加えないことである．著者の責任も資格もないにもかかわらず，安易に名前を貸している医学界の著名研究者を批判するものである．

ゲストオーサーは，ゴーストオーサーの反対側に位置している[6]．実際には著者としての資格がないにもかかわらず，寄与のない著名な研究者をゲストに招くことで，見かけの信頼性を演出する事例が存在する．

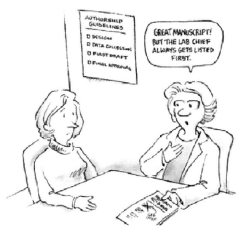

図4 不適切なオーサーシップ：ローカルルールか，グローバルスタンダードか
「私のラボでは，優良論文は研究室のトップが筆頭著者になるのが決まりよ！」
〔Steneck N（山崎茂明，訳）. ORI 研究倫理入門. 丸善；2005〕

　なお，オーサーシップをめぐる苦情や確執は，研究活動につきものである．シアトルのフレッドハチンソンがん研究センターのオンブズオフィス[7] によれば，所内での相談事の20%がオーサーシップに関するものであった．研究室やトップにより異なる流儀もあり，若手研究者であればローカルルールにいかに対処するかが問われるだろう **図4**.

COLUMN

事例：ゴーストオーサーシップ

　X 大学の医学部 Y 研究室では臨床業務に加えて基礎研究も盛んに行われていた．教授 A は基礎研究の方のテーマで大型予算を獲得し，複数のポスドクを時限雇用して，いくつかの興味深い研究成果を得た．A は研究室の若手医師で臨床能力の高い助教 B の昇進に有利になるように，実際に主に実験を実施し，論文の草稿を執筆したポスドク C ではなく，B を筆頭著者にして原稿を準備した．C は次のポストの確保のためにも筆頭著者は譲れないと主張したが，A は奨学寄付金で C の雇用を継続することを約束し，筆頭著者を譲るよう依頼した．その後，C と A 教授との関係は決定的に悪化し，A は C に無断で論文を

投稿し，Cは共著者のリストから外されていた．CはX大学にオーサーシップの不正でAを告発した．Aは研究室で得られた成果はすべて責任者である自分が差配できると考えており，Cの貢献は共著者に見合うものではないことを主張した．

解説 医学部における実例をもとにした事例であるが，封建的で閉鎖的な研究室運営が行われている場合，成果はPIのものという歪んだ認識が生じやすい．研究プロジェクトが始まるときにオーサーシップについて議論しておくことである程度は問題を予防することができるが，研究の展開によっては当初の取り決め通りでは不自然なこともある．どのような貢献があれば共著者の資格があるのかについて研究グループ内で共通した認識をもつことが重要である．

〈田中智之〉

5 同等の寄与と研究業績の水増し

　　最近になり，論文の脚注などに「同等の寄与（equal contribution）」という記述をよく見かけるようになった．研究者の評価には，インパクトファクターの高い雑誌や，名声のある専門誌に，筆頭著者としてどれだけ論文を発表しているかが求められる．助成金の獲得，昇進や新しいポストへの転進にあたり，評価のポイントになる．「同等の寄与」は，この10年間で科学界に受け入れられてきたが，明らかに不適切な応用もみられるようになった．それだけに，共著者全員に同等の寄与を適用するには，具体的な寄与内容をcontribution欄などに記載されるべきだ．また，筆頭著者ではない共著者が「同等の寄与」を理由に，自分を筆頭にして引用，あるいは自分の業績とすることは，結果として筆頭論文数の水増しに手を染めることになる．因みにNature誌は，同等の寄与として特定できる共著者数に上限を設定し，1論文あたり6名までの同等の寄与を認めている[8]．

PubMed を制作している米国国立医学図書館の立場から考えると，筆頭著者名が異なるだけの同一論文を見つけ困惑するだろう．さらに，引用索引や Google Scholar などでも同様の問題が発生する．また，読者も筆頭著者名が異なるだけの同じ論文が検索されることになる．著者リストはトップが替わることに伴い，順序の入れ替わりが起きる．この著者の掲載順の変更は，論文の改ざんに相当し不正行為にあたる．マスコミ報道によれば，広島大学で研究者が改ざんと水増しについて学内で告発したが，認められなかったばかりか，告発した側の研究者が大学を去ることになった．同等の寄与について，正しい受容の機会を見逃してしまったのである．同等の寄与の適用にあたっては，公正でなければならない[9]．

⑥ 事例：同等の寄与

2020 年春，ポスドクの A 氏から，オーサーシップに関係する相談を受けた．

学部生時代から，尊敬をしていた教授のもとで，博士学位を取得したいと思い大学院へ進学した．研究室のトップで，指導教授でもあるボスからの指示は，予想のできない内容であった．「全く研究に関与していない 3 名の共著者に同等の寄与を付け，そして，さらに最後尾にラストオーサーである教授の氏名が記載され，同等の寄与も加えられていた．

著者の資格を満たしてないばかりか，大きく逸脱したものである．このような判断が，なぜ受け入れられるのか．大学が発表論文数で研究力を計り評価する考えを払拭できないからであろう．水増しであろうと，重複であろうと，発表論文数が増加するのであれば認められるというのだろうか．公正さと，誠実性に価値を置く大学像を，発展させることである．

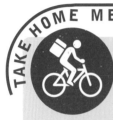

TAKE HOME MESSAGE FRESHLY MADE

- 公正・誠実であることが，何よりも大切にすべき信条である．
- 発表倫理に着目することで，研究プロセス全体の公正さをチェックし，専門を超えて共通する課題として広く論じられる．
- ミスコンダクトに対して，研究環境の改善，予防と教育といった公衆衛生学的アプローチが有効である．
- 「同等の寄与」の適用にあたっては，公正でなければならない．

◇参考文献
1) 日本麻酔科学会．藤井善隆氏論文に関する調査報告書．https://www.anesth. or.jp/files/download/news/20120629_2.pdf [2023 年 7 月 5 日閲覧]
2) 山崎茂明．パブリッシュ・オア・ペリッシュ：科学者の発表倫理．みすず書房；2007．
3) Number of authors per MEDLINE/PubMed. https://www.nlm.nih.gov/bsd/ authors1.html [2023 年 7 月 5 日閲覧]
4) MEDLINE citation counts by year of publication. https://www.nlm.nih.gov/ bsd/medline_cit_counts_yr_pub.html [2023 年 7 月 5 日閲覧]
5) 山崎茂明．発表倫理：公正な社会の礎として．樹村房；2021．
6) Akhabue E, Lautenbach E. "Equal" contributions and credit: an emerging trend in the characterization of authorship. Ann Epidemiol. 2010; 20: 868-71.
7) Dance A. Authorship: Who's on first? Nature. 2012; 489: 591-3.
8) Author contributions statements. In: Authorship: authors & referees. https://www.nature.com/nature-portfolio/editorial-policies/authorship [2023 年 7 月 5 日閲覧]
9) Cappell MS. Equal [accessed 2017-05-0 equal author in twenty peer-reviewed medical publications during the last three years. J Med Libr Assoc. 2016; 104: 363-4.

〈山崎茂明〉

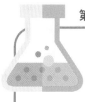

2 多重投稿

❶ 事例

　　A 助教は自身が筆頭著者である論文の審査を受けているところであるが，査読者の評価は高く，指摘を受けた問題点については追加実験を実施することでクリアできそうであった．以前の指導教員であった所属研究室の B 教授は，同じ分野の研究者から招聘された国際学会において，共同研究者である A 助教の研究成果を発表したいと考え，プロシーディングスを準備し始めた．A 助教は，「その国際学会のプロシーディングスではグラフなど，具体的な結果も含まれることから，後日二重投稿と見なされる可能性がある」と主張したが，B 教授は「プロシーディングスは学会要旨と同じだから気にする必要はない．実際に論文未発表の結果について，すでに国内で学会発表もしているじゃないか」といって取り合わなかった．B 教授は国際学会での反応が上々であったことに満足し，プロシーディングスは直ちに受理された．その後，A 助教の投稿した改訂論文は正式に受理されたが，web サイトへの掲載の直前にメールが届き，国際学会のプロシーディングスと酷似した内容であるため二重投稿と判断し，掲載を取りやめるという通知が届いた．

❷ 問題点

　　プロシーディングスに関する二重投稿のトラブルは珍しくない．一般に公開され，PubMed をはじめとするデータベースに収載されるような場合は特に注意が必要であり，プロシーディングスを投稿する学術誌，および全体の研究を投稿する学術誌の投稿規程を熟読しておく必要がある．プロシーディングスについては査読が行われることもあり，査読付き論文として業績にカウントされることもある．どちらが初出の発表となるかによっても対応は変わるが，転載の可否，二重

投稿となる条件などを事前に調べておく必要がある．このケースでは，B教授の認識が誤っていることが問題であるが，A助教も規程の内容を示して二重投稿と見なされる危険性を説明しておくべきであったと考えられる．また，学術誌への投稿の際に，B教授が投稿したプロシーディングスを編集部に提出し，助言を求めることもできたはずである．

❸ 解説および改善ポイント

　多重投稿は，学術誌が提供する成果の価値を損ねるものであり，また研究者にとっては業績の水増しでもある．査読がある場合は査読者の労力も無駄遣いすることにつながる．研究者自身の信用にもかかる問題であり，意図的に行わないことは当然であるが，多重投稿が疑われるようなことも未然に防がなくてはいけない．

　国際学会のプロシーディングスでは，実験方法の詳しい説明もなく，結果のアウトラインを説明するだけだから問題ないだろうという認識をもつ研究者は少なくないが，グラフや数値といったデータはその研究に固有のものであり，二重投稿と見なされるリスクがある．学会発表時の内容から進展した部分を含めて学術誌に投稿するというケースはグレーゾーンであるが，その場合も既発表のプロシーディングスについては引用を行い，部分的なオーバーラップが生じていることを明示した方がよい．例えば，出版社のSpringerでは，重複のある出版物は投稿の際に編集部に提出し，投稿論文内では適切に引用を行うことを求めている．

　国際誌に掲載された論文に対して国内学会から褒賞され，学会誌上で研究成果を紹介するといった状況においても注意が必要である．こちらは二重投稿というよりはむしろ著作権の問題であるが，すでに掲載されている論文の図表等をそのまま流用する際には，出版社への許諾をとる必要がある．博士の学位論文は大学のリポジトリに収載，公開されることになっているが，この際にも著作権の問題はクリアしておく必要がある．

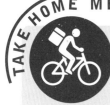

TAKE HOME MESSAGE FRESHLY MADE

- 多重投稿は研究者の相互の信頼関係を裏切る行為であり，社会に対しても意味のない情報を発信することにつながる．
- プロシーディングスの取り扱いのようなケースでは意図せざる二重投稿が起こる可能性があるため，事前に投稿規程などを熟読し，適切な対応を行う必要がある．
- 和文での紹介や博士の学位論文などでは，オリジナルの論文の著作権の侵害とならないように許諾を得る必要がある．

◇参考文献
- Editorial policies, Springer Open. https://www.springeropen.com/get-published/editorial-policies
- Overlapping Publications, International Committee of Medical Journal Editors. https://www.icmje.org/recommendations/browse/publishing-and-editorial-issues/overlapping-publications.html
- 市田秀樹，中村征樹．二重投稿をめぐる動向：国際学会プロシーディングス論文の扱いを中心に．RI：Research Integrity Reports. 2020；4：31-48.

〈田中智之〉

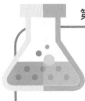

3 ｜ 仮説に合わない結果の隠蔽

1 事例

　　ラボ内での研究打ち合わせにおいて，教授から「このがん細胞には
きっと化合物 A がよく効くはずだ．これは新しい抗がん剤になる可
能性がある」と言われた．教授は化合物 A が薬効を示すに至る新し
い分子メカニズムまで説明してくれた．その仮説は興味深く，リアリ
ティーもあった．大学院生は，期待に胸を弾ませて実験を行ったが，
予想されたような結果はなかなか出なかった．彼は自分の技術が未熟
なせいだと考え，あきらめることなく何十回も実験を繰り返した．そ
の結果ついに，化合物 A の殺細胞活性が数回観察された．大学院生
は，ラボでの研究報告会でこの好ましい結果を報告すると，教授も大
いに喜び，特許出願と論文発表の準備をすることになった．

2 問題点

　　この事例においては誰も悪意をもって行動していない．むしろ，熱
意と野心をもった教授のもとで夢の実現に向かって懸命に努力する若
き研究者の成功談にすら読める．しかし行ったことは，仮説（好まし
い予想）に反した実験を根拠なく棄却するという不適切な行為であ
り，不都合な事実の隠蔽と言われても仕方がない．これは熟れた良い
サクランボを，売り物にならないものと選別して収穫することに似て
いることから，cherry picking とよばれる研究グレー行為である．仮
にこの行為が，意図的に行われていれば，実験結果の改ざん
（fabrication）に当たる不正行為として認定される場合もある．

3 解説および改善ポイント

　　Cherry picking をついついやってしまうのは，「確証バイアス」が
かかっているからである．上記事例では，「尊敬する教授の言うこと

は間違っているはずはない，うまくいかないのは自身が未熟なせいだ」という思考がバイアスの元である．科学において「客観性」を担保することは極めて重要であるが，実際に実験するのは生身の人間である．

不都合な結果を隠蔽したくなるのを防止するために実験者ができることは，第一に，失敗した実験や，不都合な結果についても記録としてきちんと残すことである．いったん記録に残ったものを後に隠したり，消去したりすることに対しては，一定の心理的抑制がかかる．第二に，確固たる実験技術を取得した後に，本番の実験に臨むことである．

一方，指導者にできることは何だろうか．仮説に適合しない実験データも含め，すべてを開示・共有し，それをもとに議論できるラボの雰囲気を作ることである．「うまくいくまでやれ」などとは言うべきではない．

仮説に合わない変な結果こそが，大発見のきっかけとなるかもしれないと思うことが重要である．

TAKE HOME MESSAGE FRESHLY MADE

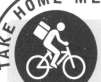

- 失敗した実験も含めすべてを記録に残すこと．
- データの取捨選択に「確証バイアス」がかかっていないかをチェック．
- 予想に反した結果こそが，大発見の種．

◇参考文献
- ダニエル・カーネマン，著．村井章子，訳．ファスト＆スロー あなたの意志はどのように決まるか？（上）．ハヤカワ・ノンフィクション文庫；2014．

〈小出隆規〉

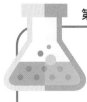

4 │ 検証実験の不足

1 事例

　　アメリカ航空宇宙局（NASA）に所属するフェリッサ・ウルフ–サイモンのグループは，2010 年に Science 誌に「リンの代わりにヒ素を利用して生存する細菌」について報告した．この細菌はヒ素濃度の高い塩湖で発見された．ヒ素とリンは同族元素であることから，ウルフ–サイモンらはヒ素濃度が高く，リン濃度が低い極限環境ではこの細菌はリンの代わりにヒ素を利用すること，さらには DNA のリン酸エステル部分のリンがヒ素によって置換されている可能性について言及した．この報告は生物学上の大発見として話題を集めたが，発表当初からその科学的な妥当性を疑う意見は多く，直ちに 8 つの独立したグループからの批判が Science 誌に寄せられた．2012 年には批判を寄せたグループの一つがこの細菌の DNA にはヒ素が含まれないことを証明して，議論は決着している．試薬として用いられるヒ素には不純物としてリンがわずかに含まれており，高濃度のヒ素を加えた培地には不純物として含まれる微量のリンが存在することになる．そのため，この細菌はごく微量の混入したリンを利用して生育していたというメカニズムが推測されている．本論文の撤回を求める声は強いが，現在も撤回されていない．

2 問題点

　　この研究は NASA が力を入れて広報し，新たな生物種の可能性を示すものとして全世界において大々的に報道された．遺伝物質である DNA の骨格を構成する元素が異なる生物種が存在するというのは，大発見であり，そのインパクトは計り知れない．ほとんどの生物学者はありえない発見として疑いの目をもって受け止めていたが，メディアでは二次的に情報が拡散され，大きな話題になった．2 年後に著者

らの仮説は実験的に否定されたが，著者のウルフ–サイモンは，ユニークな方法でヒ素を利用する細菌としてもっと研究が行われた方がよいと発言しており，軽率な仮説の提唱について反省する様子はなかった．社会的にインパクトがある不完全な研究は，その領域の研究のその後の展開に多大な影響を与える．日本の STAP 細胞や韓国のヒト胚性幹細胞の不正事件はよく知られているが，幹細胞研究の領域では足早に成果が発表されることがしばしばある．これらは不正とは認定されないものの，領域内で発表される研究成果に対する信頼性を損ねている．競争的環境が強い分野や，社会におけるニーズが大きい分野では，拙速な研究成果の発表が起こりやすい．脚光を浴びた研究は，一般に撤回や修正が困難になる傾向がある．大きな研究プロジェクトに採択された場合，再現性がないことが後に明るみに出ても，研究者自身による軌道修正は極めて難しいことがある．

❸ 解説および改善ポイント

　DNA は遺伝子の本体であり，あらゆる生物に共通した生体分子であることから，その骨格に異なる元素をもつ生物というのは極めて魅力的な発見である．しかしながら，科学的には非常に詰めの甘い実験で，発表後に多くの研究者が疑義を呈することとなった．Science 誌が論争に決着をつける論文を掲載した際に，元の論文を撤回しなかった理由は明らかではないが，意図的な不正ではない科学研究における間違いの一つという判断をしているのかもしれない．この細菌はGFAJ-1 という名称が与えられているが，これは「フェリッサに仕事を（Give Felisa a Job）」に由来するという．ウォール・ストリート・ジャーナルの記事はウルフ–サイモンを，快活で大胆で物知りの若手研究者として紹介しているが，野心的な研究者が成果の発表で勇み足をしてしまうことは珍しくない．筆頭著者であるウルフ–サイモンの暴走を止められなかった背景には，連邦予算の獲得や社会的なプレゼンスの拡大といった効果への期待が NASA にあったからかもしれない．わが国では，2014 年に理化学研究所において STAP 細胞研究不正事件が起こっているが，ここでも野心的な若手研究者がクロー

ズアップされ，研究機関が成果を大々的に広報し，メディアがこれに
追随するという，よく似た構図が認められる．

　検証実験の不足が与える悪影響という意味では，"Decline Effect"
とよばれる現象のメカニズムを知ることも参考になる．実験心理学者
のムナフォらはドパミン受容体の遺伝子多型とアルコール依存症の関
係のメタアナリシス研究を実施し，関連する一連の論文を精査した．
この研究は特定の遺伝子型をもつ個人がアルコール依存症になるかど
うかを予測するうえで重要な知見を提供する．最初の論文では，両者
の関係性が極めて強いことが示され，全体の論文のなかで最もインパ
クト・ファクターの大きな医学誌において報告された．しかしなが
ら，その後に行われた追試では同等の強い関係性が報告されることは
一度もなく，複数の研究から得られる結論としては，両者の関係性は
非常に弱いものか，あるいはないというものであった．すなわち，最
初の研究はたまたま観察された強い関係性を，検証することなくその
まま報告しているという可能性がある．1つのテーマについて複数の
研究グループにより追試が行われ，最終的には妥当な結論に落ち着く
というプロセスは，科学の健全性を示していると考えることもでき
る．しかし，最初の報告を行った研究グループがもう少し慎重な姿勢
で研究課題に取り組んでいれば，他の研究グループを巻き込む形で費
やされた研究資源は別の方向に振り向けることができたかもしれな
い．研究者が様々な指標を測定し，介入の効果を確認しようとする
と，それだけ偽陽性（本来は変化がないはずが，偶然の結果として変
化が認められる場合）に遭遇する確率が上昇してしまう．それがもっ
ともらしい推測と結び付くとき，魅力ある研究として注目を集めるこ
とになる．「面白い」と感じる結果についてはより注意深くその検証
を実施することで，偽陽性を新規の知見として拙速に報告することを
避けなければいけない．

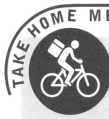

TAKE HOME MESSAGE　FRESHLY MADE

- 拙速な発表はその研究領域の健全な発展を阻害することがある.
- 検証が不十分な知見は再現性が得られないことがある.
- 魅力的な結果が得られたときには，それが偽陽性かもしれないことを疑う方がよい.

◇参考文献
- "ヒ素細菌" は幻だった？ 日経サイエンス. 2012 年 9 月号. https://www.nikkei-science.com/?p=26501
- 「ヒ素で生きる細菌」誤り？ NASA 発見を検証. 日本経済新聞. 2012 年 7 月 9 日. https://www.nikkei.com/article/DGXNASDG0904J_Z00C12A7CR8000/
- Wolfe-Simon F, Switzer Blum J, Kulp TR, et al. A bacterium that can grow by using arsenic instead of phosphorus. Science. 2011; 332: 1163-6.
- The 'Give Me a Job' Microbe. Paul Davis, The Wall Street Journal. Dec 4, 2010. https://www.wsj.com/articles/SB1000142405274870398900457565294 0497021092
- Munafö MR, Matheson IJ, Flint J. Association of the DRD2 gene Taq1A polymorphism and alcoholism: a meta-analysis of case-control studies and evidence of publication bias. Mol Psychiatry. 2007; 12: 454-61.
- Brembs B, Button K, Munafö M. Deep impact: unintended consequences of journal rank. Front Hum Neurosci. 2013; 7: 291.

〈田中智之〉

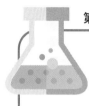

5 ｜誇大広告（Hype）

1 事例

　　アメリカの医療ベンチャーのセラノス社は，スタンフォード大学を中退したエリザベス・ホームズによって，2003 年に設立された．セラノス社の売り文句は「一滴の血液から 200 種類以上の検査を迅速，安価に実施できる」というもので，それは「エジソン」とよばれた診断機器によって実現されることになっていた．ホームズは抜群のプレゼンテーション能力を発揮し，社外取締役に元国務長官をはじめ錚々たる顔ぶれを迎えた．その結果，有力投資家から順調に資金を集め，セラノス社の推定企業評価額は 1 兆円を超過し，アメリカで最も成功したスタートアップと目されるようになった．ホームズ自身も「次世代のスティーブ・ジョブズ」として雑誌の表紙を飾った．しかし，「エジソン」はコンセプトこそ魅力的なものの，実際の診断機器としての実力は低く，2015 年のウォール・ストリート・ジャーナルによる血液検査の信頼性に対する疑いに関する報道がきっかけとなって，多くの検査は「エジソン」ではなく，他社の測定機器を用いて測定をしていたことが明らかとなった．2016 年にはセラノス社の臨床検査免許が取り消され，2018 年には米国証券取引委員会によって訴追，セラノス社は解散した．2022 年 5 月に，ホームズは詐欺罪により連邦刑務所に収監された．

2 問題点

　　セラノス社の事件は，研究不正を越えて犯罪として取り扱われている案件であるが，研究の世界でも，その成果を発表する際に「エジソン」と同様に魅力的なプレゼンテーションが行われることがある．研究成果が意味するところを膨らませて，聴衆や読者の期待感を高めることを，誇大広告（Hype）といい，研究グレーの一つである．

公的な競争的資金では，納税者に対する説明責任が発生することから，研究者のメディアへの露出が評価され，また研究成果を社会に対してわかりやすく説明することが求められるようにもなった．こうした変化を受けて，研究機関は近年広報活動に力を入れており，専門の業者が起用されるケースも珍しくない．STAP細胞事件では，ウシのイラストを使用して比喩的にiPS細胞の技術に対するSTAP細胞作製の迅速性をアピールするという理化学研究所の広報の姿勢が問題視された．遺伝子組換えマウスを利用してヒトに類似した病態モデルを解析するというアプローチは一般的なものであるが，その成果をプレスリリースする際には，「標的疾患の治療法が開発されることも時間の問題です」といった誇張がしばしば行われる．当然のことながら，マウスとヒトには様々な違いがあり，マウスで治療できるからといってヒトの疾患における成功が約束されているわけではない．Twitterでは，こうしたマウスによる研究成果の誇大広告を戒めるために，そうしたtweetに対して「In mice」を返信するというムーブメントもあった．2019年から起こったSARS-CoV-2によるパンデミックでは，タンパク質や細胞のレベルでウイルスの機能を抑制したことをもって，抗ウイルス薬がすぐにでも開発できると喧伝する研究者が後を絶たない状況であった．それらのほとんどは医薬品に結びつくことはなかった．

　「誇大広告（Hype）」はそもそも誤った情報発信である点が問題である．「エジソン」が現実には全く診断に役立たなかったように，マウスの発がんモデルで治療効果のある化合物であってもその多くはヒトでは奏効しない．培養細胞へのウイルス感染を抑制する化合物が，動物やヒトにおける感染を抑制できるかどうかはわからない．専門性の低い人たちを対象に研究成果に対する期待感を煽ることは，セラノス事件のような不適切な投資や，実現性の低い治療法に対する患者の期待といった実害をもたらす．

　近年，基盤的資金が競争的資金へとシフトすることに伴い，研究評価が文字通り研究者の死命を決するようになった．競争的研究費は3〜5年程度の短い研究期間のものがほとんどであり，その審査は通常，直近の研究成果を対象として行われる．ノーベル賞の選考が典型的であるが，理想としては，審査員は時間をかけて，その研究者の成果に独創性があり，かつ再現性があるものであることを確認する必要がある．しかし，競争的資金制度自体の増加と基盤的研究費の減少は，競争的研究の申請数の急激な増大を招き，丁寧に審査を実施することを困難なものにしている．その結果，審査は研究の中身を丁寧に吟味する代わりに，より短時間で比較できる代替指標を利用するというケースが増加した．東京大学の研究所で起こった研究不正をテーマにしたNHKの特集では，競争的資金の審査員が，専門性の異なる申請を評価する際には，学術誌の直近の引用数に基づいて算出されるインパクト・ファクターのような代替指標に頼らざるを得ないという苦しい胸の内を語っている．研究者による誇大広告（Hype）がはびこる背景には，メディアへの露出が研究評価における有力な代替指標の一つであるという事実がある．

　わが国では大型の研究費には公的なものが多いが，今後も行政は研究者や研究機関に対して，成果の社会への積極的な発信を求めるはずである．また，科学研究が社会から親しまれるものとなることを目指して，研究者から社会へ発信するアウトリーチ活動が奨励されている．社会において科学研究の意義が共有され，これを支援しようという気運が高まることは望ましいことである．しかし，そこで研究者が「誇大広告（Hype）」をやってしまっては，オオカミ少年の逸話のように，信頼が失われていくだけである．

　「要するにこういうことですね」という言葉で，広報の専門家や記者に要約されたときに，研究者は，それは正確な表現ではないと訂正する姿勢をもつ必要がある．正確性を追求することで，面白みに欠けるプレスリリースになるかもしれないが，メディアがこぞって取り上

げる必要のあるトピックは実際にはそれほど頻繁に発生するものではない．「わかりやすさ」，「専門家以外の人たちへの訴求」といった要素と，科学研究としての正確な説明を両立することは難しいが，真摯に取り組むことが大切である[1]．また，情報発信の際にはそれが可能なタイプのメディアであるかどうかもよく考える必要があるだろう．

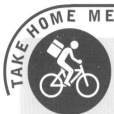

TAKE HOME MESSAGE FRESHLY MADE

- 社会への発信では，研究成果を正確に説明することを心がける．
- 研究成果とそこから期待される展望とは常に厳格に区別して説明する．
- メディアの特性に応じた発信を考える．十分なスペースがなければ，適切な発信は難しい．

◆引用文献

1) 日本神経科学学会・科学コミュニケーション委員会．科学コミュニケーション・ガイドライン―研究成果のプレスリリース―．https://www.jnss.org/hp_images/images/Science%20Communication%20Guidelines.pdf［2023年7月28日閲覧］

◆参考文献

- ジョン・キャリールー，著，関 美和，櫻井祐子，訳．BAD BLOOD シリコンバレー最大の捏造スキャンダル 全真相．集英社；2021．
- 須田桃子．捏造の科学者 STAP細胞事件．文藝春秋；2015．
- 榎木英介．微妙な研究成果が権威をまとってやってきた～どう対峙すべきか（Yahooニュース個人）．https://news.yahoo.co.jp/byline/enokieisuke/20170414-00069915［2023年7月28日閲覧］

〈田中智之〉

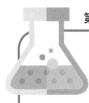

6 | Spin: 結果の粉飾

① 事例

SATURN 試験 [N Engl J Med 誌, 2011 年]

　SATURN 試験は脂質低下薬であるスタチンの R 薬, A 薬間で冠動脈プラークの進展抑制・退縮作用を比較したランダム化二重盲検試験である[1]. LDL コレステロール (LDL-C) 高値を認める冠動脈疾患1,039 例が R 薬群と A 薬群に割り付けられ, 二重盲検法で追跡された.

　その結果, 1 次評価項目である「プラークによる冠動脈狭窄度」減少率は, 両群間に有意差を認めなかった. 本試験では両群の「同等性」検討が予定されておらず (優越性のみ), かつデザイン論文にも本試験の目的が R 薬の有用性の優越性検討とされている以上[2], R 薬の優越性を証明できなかった「ネガティブ」試験である.

COMPASS [N Engl J Med 誌, 2017 年]

　COMAPASS 試験は安定冠動脈疾患例に対する, 経口抗凝固薬 (OAC) 単剤とアスピリン単剤, 両薬併用間の心血管系イベント抑制作用と出血安全性を比較したランダム化二重盲検試験である[3]. 27,395 例が上記 3 群に割り付けられた.

　その結果,「有効性」1 次評価項目である「心血管系死亡・脳卒中・心筋梗塞」(心血管系イベント) 発生率は, OAC・アスピリン併用群でアスピリン単剤群に比べ有意に低値となった (4.1 vs. 5.4%, p<0.001). 一方,「安全性」1 次評価項目の「大出血」は, OAC・アスピリン併用群で有意に増えていた (3.1 vs. 1.9%, p<0.001). 2 つの 1 次評価項目「心血管系イベント・大出血」を合わせた発生率は, OAC・アスピリン併用群: 7.2%, アスピリン単剤群: 7.3%となる (論文中に有意差検定なし).

SATURN

　前項で明らかにしたように，本試験は当初の目的である，冠動脈狭窄改善作用における A 薬に比べた R 薬の「優越性」を証明できなかった．にもかかわらず，結果報告論文抄録の結論部には「両群のプラーク退縮は同等」と記載．これでは「同等性」確認試験と誤認されかねない．

　また 2 次評価項目である「プラーク体積減少」が R 薬で A 薬を有意に上回っていた事実を根拠に「考察」欄では，R 薬と A 薬の冠動脈狭窄作用に差がある可能性を否定できないと推論していた．

COMPASS

　COMPASS 試験の当初仮説は「アスピリン単剤と比べた OAC・アスピリン併用による有効性増強はいかなる出血増加をも上回る」というものである [4]．しかし前項で見たように 1 次評価項目として設定された「有効性」（心血管系イベント抑制）と「出血増加」を合算すると，OAC・アスピリン併用群とアスピリン単剤群の間にほとんど差はなかった（7.2 vs. 7.3％）．

　にもかかわらず結果報告論文には突如，デザイン論文 [4] には記載のない「全臨床ベネフィット」なる評価項目が登場し，OAC・アスピリン併用群におけるアスピリン単独群と比べた有意なリスク低下報告された［4.7 vs. 5.9％，p＜0.001）］．この「全臨床ベネフィット」の定義を見ると，安全性 1 次評価項目の「大出血」からなぜか「入院・緊急受診を要する大出血」を除外した「出血イベント」を，有効性 1 次評価項目の「心血管系イベント」に加えたものとなっていた．「評価項目のすりかえ」である．

③ 解説および改善ポイント

　論文におけるスピン（SPIN）とは一般的に，「結果解釈をねじ曲げ読み手をミスリードしかねない報告方法」（誤誘導）と認識されている [5]．臨床試験はある仮説を検討するために「1 次評価項目」（主要

表1 典型的なスピンの種類

A. 「タイトル」におけるスピン
   【目眩し】
   ・ポジティブな結果と誤解されやすい名称
      （△△が○○を予防しなかったにもかかわらず，
      「△△による○○の予防」というタイトル，など）
   ・「有意差のついた比較のみ」を強調
      （1次評価項目である「有効性」に差がないにもかかわらず，
      「△△の安全性」というタイトル，など）

B. 「結果」/「考察」におけるスピン
   1)【比較方法】
   ・本来比較すべき群間の差ではなく，群内における前後差に焦点
      （群間差ではなく「介入後，有意に改善」を強調，など）．
   2)【比較対象】
   ・対象集団の調整後に得られた有意差を強調
      （当初設定していた Intention-to-Treat 解析で有意差が認められず，
      プロトコール遵守群のみの解析で得られた有意差を強調，など）
   ・有意差のついたサブグループ解析に焦点
   3)【比較項目】
   ・有意差のついた副次的評価項目に焦点
   ・試験開始時に「未設定」，または試験開始時から「改変」/「格上げされた」
      評価項目に焦点

C. 「結論」におけるスピン
   1)【すり替え】「有意差なし」を「同等」と主張
   2)【無視】「1次評価項目に有意差なし」を無視してほかの有効性を主張
   3)【目眩し】「有意差のついた比較のみ」を強調

(Boutron I, et al. JAMA. 2010; 303: 2058 をもとに改変)

評価項目）が設定され，介入による影響が対照群と比較される．したがって明示されるべきは1次評価項目に対する介入の影響だが，1次評価項目で期待通りの結果が得られなかった場合，「期待通り」への誤認を誘導すべく，スピンの登場する余地が生じる．Boutron らが1次評価項目に有意差のつかなかった「ネガティブ」なランダム化試験72報を調べたところ[5]，スピンが最も多くみられたのは「結論」部であり，特に「抄録」の結論（58％にスピン）で顕著だった．

表1 に典型的なスピンのパターンを示す．

SATURN

　本試験論文における最大のスピンは，「R薬のA薬に対する優越性証明を確認できなかった」にもかかわらず「R薬とA薬の同等性が

示された」ように記載した点である．またR薬が有意に勝っていた2次評価項目（プラーク体積減少率）を根拠に1次評価項目の結果（両薬間に冠動脈狭窄作用に差なし）に疑義を投げかける（前述）のもスピンだろう．

COMPASS

事前設定されていた「有効性1次評価項目」と「安全性1次評価項目」から有効性・安全性を勘案すべきところ，試験開始時に設定されていなかった「全臨床ベネフィット」なる評価項目を後付で持ち出して評価した点がスピンと考えられる．

改善ポイント

試験結果を見る際は，まず1次評価項目の結果を確認する．また1次評価項目が試験開始当初から変更されていないか，試験デザイン論文と突き合わせる．ただし近年は試験結果報告直前までデザイン論文が公表されないケースも多く，デザイン論文記載の1次評価項目自体が試験開始時と異なっている可能性がある．したがって可能であれば，ClinicalTrials.gov などの臨床試験レジストリの変更記録をたどって，試験開始時の1次評価項目も確認すべきだろう．

このような，試験開始後の試験デザイン変更が問題視された事例を紹介しておく．血糖降下薬による心血管系イベント抑制作用を報告したあるランダム化試験[6] では，試験開始後に心血管系イベントの一つである「心筋梗塞」の定義が変更され，糖尿病例に多い無症候性心筋梗塞が除外された．そこでこれらを含めた試験開始当初の定義で比較したところ，論文結果と異なりこの血糖降下薬は，心血管系イベントを抑制していなかった[7]．論文にこの経緯は記されていない．

試験デザイン変更ではこのような評価項目の「改変」に加え，試験開始前には設定されていなかった評価項目が後付けされ，喧伝されるケースもある（VALUE試験における「糖尿病発症」など[8]）．

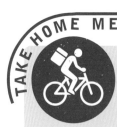

TAKE HOME MESSAGE FRESHLY MADE

- 1次評価項目の結果をまず確認する.
- 試験デザイン論文だけでなく臨床試験レジストリとも付き合わせ,評価項目が変更されていないか確認する.
- 抄録の「結論」をうのみにしない.

●引用文献

1) Nicholls SJ, Ballantyne CM, Barter PJ, et al. Effect of two intensive statin regimens on progression of coronary disease. N Engl J Med. 2011; 365: 2078-87.

2) Nicholls SJ, Borgman M, Nissen SE, et al. Impact of statins on progression of atherosclerosis: rationale and design of SATURN (Study of Coronary Atheroma by InTravascular Ultrasound: effect of Rosuvastatin versus AtorvastatiN). Curr Med Res Opin. 2011; 27: 1119-29.

3) Eikelboom JW, Connolly SJ, Bosch J, et al. Rivaroxaban with or without aspirin in stable cardiovascular disease. N Engl J Med. 2017; 377: 1319-30.

4) Bosch J, Eikelboom JW, Connolly SJ, et al. Rationale, design and baseline characteristics of participants in the cardiovascular outcomes for people using anticoagulation strategies (COMPASS) Trial. Can J Cardiol. 2017; 33: 1027-35.

5) Boutron I, Dutton S, Ravaud P, et al. Reporting and interpretation of randomized controlled trials with statistically nonsignificant results for primary outcomes. JAMA. 2010; 303: 2058-64.

6) Zinman B, Wanner C, Lachin JM, et al. Empagliflozin, cardiovascular outcomes, and mortality in type 2 diabetes. N Engl J Med. 2015; 373: 2117-28.

7) FDA Briefing Document Endocrine and Metabolic Drug Advisory Committee Meeting June 28, 2016, NDA# 204629

8) Julius S, Kjeldsen SE, Weber M et al. Outcomes in hypertensive patients at high cardiovascular risk treated with regimens based on valsartan or amlodipine: the VALUE randomised trial. Lancet. 2004; 363: 2022-31

◆参考文献

● 植田真一郎. 論文を正しく読むのはけっこう難しい. 医学書院; 2018.

● 折笠秀樹, 監訳. 臨床研究を正しく評価するには— Dr. ファーバーグが教える26のポイント—. ライフサイエンス出版; 2013.

〈宇津貴史〉

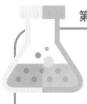

7 | 利益相反開示の意義：大学教員と企業の関係

1 事例

　X 大学の P 講師と共同で研究を行っている企業 A 株式会社（以下「A 社」という）が研究成果について同社単独のプレスリリースを希望しており，文面の案について問題がないか，P 講師を通じて X 大学の利益相反アドバイザーに確認の依頼があった．アドバイザーが本事例の詳細について確認したところ，以下の点が明らかになった．

①プレスリリース案の内容は A 社が販売する食品材料である「M」の人体への効果に関するものであった．

②当該研究において，A 社は Y 大学と共同研究契約を締結していたものの，X 大学とは共同研究契約を締結していなかった．P 講師は当該共同研究において実験に協力し，P 講師の関係する大学の部活動のメンバーがボランティアの被験者として M を摂取した．P 講師は，謝金は受領していない．

③プレスリリース案は X 大学の P 講師，Y 大学の Q 教授，A 社の社員 R 氏の共著として発表された論文の内容に基づいて発表するものである．

④プレスリリース案には Y 大学とともに X 大学の名称や商標も使用されている．

2 問題点

①この研究において，X 大学は A 社や Y 大学との間に共同研究契約がなく，X 大学にとっては所属の教員個人が同社や同大学と私的な関係で部分的な協力を行ったに過ぎない．しかもプレスリリース案は A 社の販売する商品「M」を宣伝する形で X 大学の名称や商標を使用しようとするものであった．

②当該商品は健康食品であり，いわゆる健康食品の場合は，「医薬品，

医療機器等の品質，有効性及び安全性の確保等に関する法律（昭和35 年法律第 145 号）」（以下「薬機法」という）により効果・効能の宣伝は認められていないにもかかわらず，研究成果を引用する形で商品である M の効果・効能の宣伝を行おうとするものであった．③論文には，"Declaration of Competing Interest" の記載欄があったが，該当なしとなっていた．

③ 解説および改善ポイント

本事例では，以下の理由により，X 大学の名称や商標を使用したプレスリリースは容認されない．

X 大学と，A 社や Y 大学との間に共同研究契約がないということは，X 大学が組織的に関与したわけではない．教員が個人の私的な関係で部分的な協力を行った研究に関して，プレスリリース案では A 社の販売する商品 M を宣伝する形で X 大学の名称や商標を使用しようとするものであり，X 大学としては容認できない．

また，当該商品 M は健康食品であり，いわゆる健康食品の場合は薬機法により効果・効能の宣伝は認められていない．それにもかかわらず，X 大学との共同研究の成果を引用する形で，商品である M の効果・効能の宣伝を行うことは，X 大学が商品 M の効果を A 社と共同で宣伝していると受け取られる可能性があり，容認できない．医薬品や健康食品等の効果・効能を宣伝する場合は，それぞれの性質に応じて法令に則った記載等が必要であり，慎重に対応する必要がある．広告表示については都道府県の薬務主管部局等への相談も可能である．

なお，企業等と共同研究を行う場合は必ず共同研究契約を締結しなければならない．国民から多額の税金を投入されている公共的機関である大学は，業務の公平性や公正性に十分留意する必要がある．特定の営利企業が当該企業の利益のために，大学の人材や施設設備等の資源を使用して研究を行おうとする場合は，教員個人が私的に許可をするのではなく，各大学の正式な手続に則り契約を締結する必要がある．本事例では，A 社からの研究費の提供はないが，販売する商品「M」の提供があり，また，X 大学の学生が被験者になり実験を行う

研究であるので，仮に事故が起こった場合の責任の所在の問題もあり，契約が必要である．

さらに，本件は論文に利益相反を宣言するべきケースである．P講師は本件論文の共著者となっており，論文全体に責任を負う立場になる．この論文では，A社が販売する商品を研究対象としており，また，A社に雇用されているR氏が共著者の一人となっている．これは利益相反の典型的な事例であり，"Declaration of Competing Interest" にはその旨を記載する必要がある．実際に，当該論文の出版元では次のような注意書きが掲載されていた．

> The most obvious competing interests are financial relationships such as：
> ・Direct：employment, stock ownership, grants, patents.
> ・Indirect：honoraria, consultancies to sponsoring organizations, mutual fund ownership, paid expert testimony[1].

関連会社の株式保有や特許保有，兼業報酬などの開示には敏感でも，雇用関係などその他の関係は見落とされがちであり，注意が必要である．特に本件のようにそもそもプレスリリース案の確認依頼があったという別件の相談事から利益相反の不開示問題が発覚することも少なくない．論文発表における利害関係の開示には，次のような意義がある．

①情報開示自体が過剰な利益供与を抑制し，また，第三者の目にさらされることによって研究者を含めて公正な行動をとる方向に規制が働く効果を期待できる．

②研究成果等の価値について第三者（論文の読者や査読者等）がバイアスを考慮したうえで判断することができる．

③利害関係の開示がないと，かえって何かを隠しているのではないかと疑念をもたれる可能性があり，後になって利害関係が判明したときに問題が大きくなりやすい．

ただし，開示はあくまでも利益相反管理の第一歩であり，それがなければ何も始まらないという意味で重要であるが，それで利益相反管理が終わるということではない．企業から多額の寄附金が提供された

り，関係企業の社員の研究への関与が予想されたりするなど，強い利害関係が存在する場合には，倫理審査委員会や利益相反委員会において，研究の客観性や公正性を確保するために，当事者がその利害関係によって影響を受ける部分の研究については実施しないようにしたり，株式等の金銭的利害関係を放棄したり，研究データの管理・保存について第三者によるモニタリングを徹底したり，利害関係を一般に公開するなど，各種の対策をとって不正の予防策を講じることが必要となる．

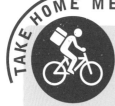

TAKE HOME MESSAGE FRESHLY MADE

- 大学教員の研究は公共的機関である大学の施設設備を使用し，大学の職務として行っているという自覚をもち，水面下の技術移転や利益供与などが生じないよう十分留意する．
- 研究成果の公表は，科学者として正確で公正な情報発信となるようにする．
- 研究に関連した利害関係の開示は，隠されることによって生じる疑念により大問題となることを回避し，研究者自身を守るものである．

●引用文献
1) ELSEVIER: FACTSHEET: Competing Interests. https://www.elsevier.com/__data/assets/pdf_file/0007/653884/Competing-Interests-factsheet-March-2019.pdf［2023 年 7 月 6 日閲覧］
◇参考文献
- 消費者庁食品表示企画課．機能性表示食品制度の概要と現状；2016.1.22. p.19．https://warp.ndl.go.jp/info:ndljp/pid/11062778/www.caa.go.jp/policies/policy/food_labeling/other/pdf/kinousei_kentoukai_160122_0003.pdf［2023 年 7 月 6 日閲覧］
- 梅垣敬三．健康食品の安全性と有効性について（平成 27 年度健康食品に関するリスクコミュニケーション）；2016.3.2, 3.17. p.4. https://www.mhlw.go.jp/file/06-Seisakujouhou-11130500-Shokuhinanzenbu/0000117749.pdf［2023 年 7 月 6 日閲覧］

〈新谷由紀子〉

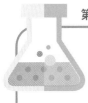

8 利益相反の不開示：製薬企業からの寄附金等について

1 事例

　2000 年に日本で承認された降圧薬ディオバン（一般名：バルサルタン）は承認後に日本の 5 つの大学で行われた大規模な医師主導治験によって，高リスク高血圧症患者において脳卒中や急性心筋梗塞などの心血管イベントの予防に既存の降圧薬よりも有効であることが報告された．この 5 つの研究結果は Lancet などのトップジャーナルに掲載され，その結果を用いてディオバンを販売するノバルティス社は多大なマーケティング活動を行い，ディオバンで年間 1000 億円以上を売り上げた．

　しかし，2012 年に研究結果に対する疑義が発表されると，これらの研究は表向きは医師主導治験となっていたが，その内実はノバルティス社から各研究チームに対して合計 11 億円以上の奨学寄附がなされており，それにもかかわらず論文中では利益相反として申告されていないことがわかった．さらに，ノバルティス社の元社員が身分を開示せず研究チームに参加し，データの改ざんと統計解析を行っていたことが判明した．

　厚生労働省は，ディオバンの効果を誇張する学術論文で営業をかけることは薬事法第 66 条（医薬品の効果に関して誇大な記事を一般人の目に触れる形で広告してはならない）違反になるとして，元社員とノバルティス社を刑事告訴した．しかし，第一審，控訴審ともに論文発表は一般人への広告には該当しないという解釈から無罪判決となり，2021 年 6 月に最高裁判決で元社員とノバルティス社の無罪が確定した．

　もう一つ別の事例を紹介する．2017 年 6 月，日韓共同医師主導第三相試験である CREATE-X 試験の結果を紹介する論文が New England Journal of Medicine に掲載された[1]．CREATE-X 試験は，

標準的な術前化学療法を受けた後に浸潤性病変が残存した HER2 陰性の乳がん患者に対して，カペシタビンによる術後化学療法を行うことで，術後化学療法を行わない場合と比べ，予後が改善することを報告したものだ．この論文には CREATE-X 試験の実施に際して Japan Breast Cancer Research Group と Advanced Clinical Research Organization（ACRO）という団体から資金提供を受けたと記載されており，製薬企業からの資金提供は申告されていなかった．

しかしながら，実際には，カペシタビン（商品名：ゼローダ）を製造販売する中外製薬から Japan Breast Cancer Research Group に対しては 2012〜2014 年にかけて 1 億円が，ACRO に対して 2012〜2015 年にかけて 2 億 3600 万円が寄附されていた[2]．つまり，ACRO は中外製薬の隠れ蓑として使われていたと見なすこともできる[3]．

さらに利益相反の未申告は CREATE-X 試験の資金源だけではない．12 人の CREATE-X 試験の著者のうち，3 人は中外製薬との利益相反を論文中で申告していた．しかし，実際には 9 人の著者が論文発表以前に中外製薬から講師謝金やコンサルタント料を受け取っていた．つまり，6 人は中外製薬から受け取った個人の利益相反を申告していなかった[4]．

❷ 問題点

ディオバンをめぐる研究不正事件には 2 つの問題点が存在する．一つは，ノバルティス社から著者たちに提供された奨学寄附金に関する利益相反の不正申告・不開示，さらにデータ改ざんである．表面上は，製薬企業から支援を受けていない医師主導研究であったが，実際には製薬企業の社員が，研究実施の調整からデータ解析まで行っていた．もう一つの問題点は，ノバルティス社が，虚偽の研究結果をもとに積極的に営業をかけることで，研究結果は診療ガイドラインにも掲載され，患者の治療に大きな影響を与えた．このことが薬事法違反か否かの法的争点となった．

CREATE-X 試験の場合は NPO 法人などの第三者機関を介して製薬企業から資金提供が行われ，本来の研究費の出所は開示されなかっ

た．論文中では NPO 法人から資金提供を受けた医師主導研究とすることで，あたかも研究結果に対して中立性を担保しているかのように装っている点で，単なる利益相反の未申告よりも悪質という見方もできる．さらに，CREATE-X 試験では中外製薬との著者個人の利益相反も一部不開示となっていた．

❸ 解説および改善ポイント

　ディオバン事件により，日本の医療界の利益相反に対する体制整備を大きく進んだ．厚生労働省は 2018 年に臨床研究法を施行した．臨床研究法は研究者に対して，自身の利益相反と製薬企業の関与の有無を論文公表時に開示することや，製薬企業から研究資金の提供を受ける場合は奨学寄附金ではなく，契約を締結することを義務づけた．このような利益相反の開示を怠れば，懲役や罰金などの刑事罰に処せられる可能性がある．

　企業も動いた．2013 年から製薬企業や医療機器メーカーは，医師へ提供した研究費や謝金を自社ホームページで公開した．2019 年からは各社のデータを我々の研究チームが独自に集計し，製薬マネーデータベース（https://yenfordocs.jp/）として一般公開している．

　さらに，奨学寄附金の見直しも進んだ．ヤンセンファーマやブリストル・マイヤーズスクイブなどの外資系製薬企業を中心に奨学寄附金の廃止が相次いだ．海外では製薬企業が研究費を提供する際は，研究者と製薬企業で契約を結ぶ．一方，奨学寄附金は製薬企業から医療機関や研究室に支払われる日本独自の研究費で，その使途に関する外部からの規制はない．そのため，奨学寄附金は研究費としてだけでなく，研究に患者を登録した際の「謝礼」や，大学医局の飲食費や交際費として使われる場合もあった．ディオバン事件では，奨学寄附金は各大学が研究を行う見返りとして支払われたが，「正式な」研究費として支払われたわけではないため論文中では開示されなかった．

　奨学寄付金の見直しを決定づけたのは，2021 年に発覚した三重大学臨床麻酔部の贈収賄事件である．三重大学臨床麻酔部の医師らは，小野薬品工業の薬を処方する見返りとして奨学寄附金を受け取っ

た[5]．津地方裁判所は，この奨学寄附金を贈賄と認定し，有罪判決を下した．この事件以降，武田薬品，アステラス製薬，第一三共など国内の大手製薬企業が立て続けに奨学寄附金を廃止し，代わりに研究費を日本医療研究開発機構（通称：AMED）や各社が設立した財団など第三者団体を通じた研究費提供へと変化してきている．

　現在，未解決の問題は，CREATE-X 試験に代表される第三者団体を介した資金提供である．CREATE-X 試験の事例から厚生労働省は臨床研究法で，第三者団体を介した研究費提供も論文中での公開を義務づけることにつながった．

　しかしながら，これは実質的に運用できない．なぜなら，公益法人など一部を除き，NPO 法人などには詳細な活動・財務情報の公開義務がないからである．実際，CREATE-X 試験において迂回路として使用されていた NPO 法人 ACRO は「公正な公募」のもと複数社からの寄付で研究費を提供したと主張していたが，これが虚偽であったことは我々の研究チームや報道機関の調査[2, 3, 6]によって初めて発覚した．つまり，法律による利益相反の管理体制には限界があることを示している．

　第三者団体を介した資金提供を改善するには医療界と産業界の倫理規範に基づく解決策しかない．具体的には，透明性の向上とピアレビュー制度だ．研究者の利益相反開示だけではなく，選考委員の名簿とその委員らの利益相反を公開する，選考会をオンライン配信する，そして，外部の専門家が選考プロセスを監視・検証すればいいだろう．我々の研究チームは，日本の医学界では多くの医師が製薬企業と利益相反関係にあり，一部の医師が利益相反を過少申告していること[7-9]についてこれまでに 50 報以上の英文学術論文を国際査読付き医学誌から発表した．

　本来，利益相反は研究者自身が研究倫理に則って適切に開示すれば解決する．しかし，今後も倫理規範に基づいて利益相反を開示することができなければ，国家が法規制による介入をせざるを得ない．利益相反管理の問題は今がまさに分岐点にある．

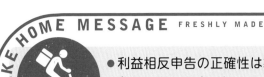
◆引用文献

1) Masuda N, Lee SJ, Ohtani S, et al. Adjuvant capecitabine for breast cancer after preoperative chemotherapy. N Engl J Med. 2017；376：2147-59.

2) Ozaki A, Takita M, Tanimoto T. A call for improved transparency in financial aspects of clinical trials：a case study of the CREATE-X trial in the New England Journal of Medicine. Invest New Drugs. 2018；36：517-22.

3) 渡辺 周. 中外製薬から乳癌学会へのお願い（14）［Internet］. Tansa. 2020 https://tansajp.org/investigativejournal/7179/［2023年7月6日閲覧］

4) Ozaki, A, Saito, H, Sawano, T, et al. Accuracy of post-publication financial conflict of interest corrections in medical research：a secondary analysis of pharmaceutical company payments to the authors of the CREATE-X trial report in the New England Journal of Medicine. Bioethics. 2021；35：704-13.

5) Ozaki A, Murayama A, Harada K, et al. How do institutional conflicts of interest between pharmaceutical companies and the healthcare sector become corrupt? A case study of scholarship donations between department of clinical anesthesiology, Mie University, and Ono Pharmaceutical in Japan. Front Public Health. 2022；9：762637.

6) Ozaki A. Conflict of interest and the CREATE-X trial in the New England Journal of Medicine. Sci Eng Ethics. 2018；24：1809-11.

7) Murayama A, Yamada K, Yoshida M, et al. Evaluation of conflicts of interest among participants of the Japanese Nephrology Clinical Practice Guideline. Clin J Am Soc Nephrol. 2022；17：819-26.

8) Murayama A, Kamamoto S, Shigeta H, et al. Undisclosed financial conflicts of interest with pharmaceutical companies among the authors of the Esophageal Cancer Practice Guidelines 2017 by the Japan Esophageal Society. Dis Esophagus. 2022；35：doac056.

9) Hashimoto T, Murayama A, Mamada H, et al. Evaluation of financial conflicts of interest and drug statements in the coronavirus disease 2019 clinical practice guideline in Japan. Clin Microbiol Infect. 2022；28：460-2.

〈村山安寿　上　昌広〉

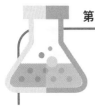

9 | 競争的資金の申請における虚偽記載

1 事例

　デューク大学の研究者であったエリン・ポッツ-カントは 2013 年に研究費の不正使用で逮捕されたが，その後，研究不正をはたらいていたことが明らかとなり，多数の論文が撤回された．ポッツ-カントと同じ研究室に所属していたジョセフ・トーマスは，研究不正があることを知りながらポッツ-カントが関わった研究の成果をもとに 2 億ドルの競争的資金を連邦政府より獲得したという理由で，2016 年にデューク大学を告発した．これは米国の虚偽請求取締法（False Claims Act: FCA）に基づくものであり，告発者は連邦政府に代わって，不正な連邦予算の支出について訴訟を起こすことができる．不正が認定された場合は，賠償金として最大 3 倍の弁償が求められるが，デューク大学は和解を選択し，約 1 億ドルを連邦政府に支払った．告発者は最大で賠償額の 30％の報奨金を得ることが認められており，トーマスは 3,380 万ドルを得た．この事件は関連する予算の規模としては史上最大の研究不正の事例である．

2 問題点

　医学研究，特に臨床研究では巨額の研究費が必要となることから，インパクトのある予備的な研究成果が得られた場合には，速やかに大型研究費の申請が計画される．ポッツ-カントによって報告された実験データについて十分な検証が行われないままプロジェクトが進んでしまったために，デューク大学は最終的に大きな損害を被ることとなった．デューク大学では，これとは別にアニル・ポティによる不正事件も起こっている．こちらは 2009 年に大学の設置した調査委員会によって不正なしと一旦は結論されたものの，学術誌による追求もあり，2015 年に研究公正局によって不正が認定された．このケースで

は不正が認められ撤回された論文を根拠にした臨床試験も行われている．いずれも深刻な事案であったが，デューク大学はどちらについても不誠実な対応に終始し，社会からの信頼を失う結果となった．

③ 解説および改善ポイント

　FCA の制度は報奨金の仕組みを通じて内部告発を奨励する性格を有する法律であり，日本では同様の趣旨の法律はない．しかしながら，競争的資金の申請書は大きな公的資金の行方を左右することがあることから，今後は研究論文に加えて，申請書における虚偽記載についても調査の対象となる可能性がある．申請書を読むのは審査員に限られ，審査員も申請内容については守秘義務を有するが，一方で何らかの理由で研究不正が認定された場合，疑いがかけられた研究者が作成した申請書が真正なものであるかどうかは，配分された研究費の返還も絡む重要な問題である．申請書が一般に長期間にわたって保管されることを考慮すると，検証不十分な成果を掲載して申請の根拠とすることは避けるべきであろう．研究プロジェクトが採択された後に当初の実験結果が再現されないことが発覚した場合，これを糊塗するための二次的な不正行為が誘発される可能性もある．

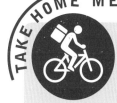

TAKE HOME MESSAGE FRESHLY MADE

- ●捏造，改ざんにより得られたデータをもとにして競争的資金の申請を行うことは不正と認定される可能性がある．
- ●申請書は審査員のみが閲覧するが，保管されているものについては後日に調査の対象となるかもしれない．
- ●検証不十分なデータに基づいてプロジェクトが始まることで，二次的な不正が誘発されることがある．

◆参考文献
- Whistleblower sues Duke, claims doctored data helped win $200 million in grants. Alison McCook, Science, Sep. 1, 2016. https://www.science.org/content/article/whistleblower-sues-duke-claims-doctored-data-helped-win-200-million-grants
- Duke and U.S. Government Reach Settlement. Duke Today, Mar 25, 2019. https://today.duke.edu/2019/03/duke-and-us-government-reach-settlement
- 白楽の研究者倫理．エリン・ポッツ＝カント（Erin N. Potts-Kant）（米）．https://haklak.com/page_Erin_Potts-Kant.html

〈田中智之〉

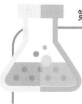

10 | 実験方法の記載の不備

1 事例

　最新の雑誌に自身の研究と関係する実験データを示した原著論文が掲載されていた．そこでは，あるタンパク質を遺伝子組換え法で生産し，それを生化学実験に利用していた．それを読んだ研究者は，すぐに自身でも同じようにしてタンパク質を作製してみようと考えた．論文の Experimental Section（Materials and Methods）を読んでみると，ヒトのタンパク質 A を，大腸菌をホストとして組換え生産した，とのみ書かれていた．その論文には Supporting Information（Supplemental Data）がつけられていたので，そちらを参照してみたが，「定法に従い生産した」とのみ記載されており，標準的プロトコルが記載された総説が参照されていた．

　その研究者は，標準的なプロトコル（いわゆる定法）を用いてタンパク質 A の遺伝子組換え生産を試みたが，タンパク質は細胞内で変性し不溶化しており，論文に記載されていたような活性物を取得することができなかった．

2 問題点

　原著論文を発表するにあたって著者は，同業者がその研究を再現するに足りる十分な情報を開示する必要がある．上記事例の場合は，大腸菌の株（菌株によってタンパク質の生産効率は異なることがある），ベクター系，培養条件や精製条件に関する情報が不十分であった可能性がある．

　同様に，モデル生物（例えばマウス）の系統や，使用した抗体のメーカーや製品名，機器分析においては使用した機器のメーカーや仕様等について，可能な限り論文中に明示すべきである．

　実験にはちょっとしたコツがあることがしばしばある．先頭を走る研究者には，自らが編み出したノウハウ情報を秘匿するインセンティブがある．秘伝のタレのレシピを企業秘密とする鰻屋の主人と同じ心である．しかし，十分な情報を提供しないことによってむしろ，他者による検証が妨げられ，それにより実験の実在性をもが疑われる可能性も存在する．

　研究公正に関するシンガポール宣言（2010年）[1] の関連項目を以下に引用する（下線筆者）．

4.研究記録：研究者は，すべての研究の明確かつ正確な記録を，他者がその研究を検証および再現できる方法で保持しなければならない．

5.研究結果：研究者は，優先権および所有権を確立する機会を得ると同時に，データおよび結果を公然かつ迅速に共有しなければならない．

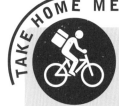

TAKE HOME MESSAGE FRESHLY MADE

- 論文に書いた情報は同業者が追試を実施するのに十分か？
- 秘伝のレシピも開示せよ．
- 他者にタダ乗りされるのが嫌であれば，特許を出願してから発表しよう．

◆引用文献
1）研究公正に関するシンガポール宣言．https://www.jsps.go.jp/j-kousei/data/singapore_statement_JP.pdf

〈小出隆規〉

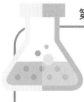

11 履歴書の粉飾

1 事例

　2010 年，東京大学は当時出国中であった工学系研究科の A 助教を懲戒解雇相当とする発表を行った．A 助教は 2005 年に助手として採用されたが，その履歴書に記載された学歴には複数の虚偽が含まれていた．A 助教は東京大学において博士の学位を授与されたが，その学位論文の約 4 割は盗用であり，指導教員であり審査の主査を務めた教授は 2012 年に停職 1 月の懲戒処分を受けた．A 助教は，メディアの取材に対して，母国の宇宙飛行士候補であったことやスキーのオリンピック代表になったという経歴を披露していたが，これらも疑わしいものであった．また，研究業績として示されていた学術論文は実在しないものであった．華やかな経歴，宇宙エレベーターをはじめとする雄大な研究構想は多くの人を惹きつけるものであり，メディアや研究者，建築家，タレントから賛辞を受けていた．

2 問題点

　A 助教は，魅力的な講演をする能力に長けており，メディア受けするキャラクターであった．一般向けの科学コミュニケーションにおいても好評を博していた．東京大学の教員という立場をもっていたことは，A 助教の言動の検証が長らく行われなかった大きな理由と言えるだろう．研究者としての実績をもたない人物が研究者として振る舞うことは，長期的には社会における研究活動に対する信頼を損ねることにつながる．博士の学位審査の際には，他の審査員は研究の質に懐疑的であり，主査を務めた研究者が学位の授与を強行したと考えられている．専門性の高い研究活動の評価は，少しでも分野が離れてしまうと難しくなる傾向がある．指導教員が学位審査の際にその責務を果たさなかったことは，本件の要因の一つである．スター研究者の存在は研究機関にとって魅力的であるが，一方でこのケースのように虚

構であることが判明した時のダメージは大きい.

③ 解説および改善ポイント

ウクライナでは，国家賞を受賞したアンドリー・スリュサルチェクという大学教授かつ医師の経歴詐称が 2011 年に明らかになり，大きなスキャンダルとなった．彼は医師免許をもたないだけではなく，大学も卒業していなかった．経歴詐称事件では，このように大胆な事例が目立つ．国外の学歴や受賞歴等は確認することが難しいものが多く，経歴が虚偽であることを見抜くことは難しい．一方で，研究業績については掲載された学術誌の記録を調べることができることから，研究者としての活動実績を偽ることは難しいはずであり，周囲の研究者の責任は重い．

履歴書は長期にわたり保管されるため，経歴詐称は当人にとっては長期間にわたるリスクとなる．また，所属組織外での兼任，講演など，履歴が注目される機会は少なくない．求職の際には，少しでも自身の経歴を充実したものに見せたいという意識がはたらくが，最終的には経歴の粉飾は割に合わないことが多い．

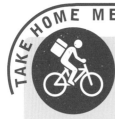

TAKE HOME MESSAGE FRESHLY MADE

- 履歴書や経歴は長期間保管され，参照されることから，これを粉飾することは大きなリスクとなる．
- 虚構のスター研究者の出現を防ぐのは，周辺の研究者の責務である．

◆参考文献
- 東京大学．博士の学位授与の取消しについて．https://www.u-tokyo.ac.jp/focus/ja/press/p01_220305.html.
- 東京大学．懲戒処分相当の公表について．https://www.u-tokyo.ac.jp/focus/ja/press/p01_220402.html
- 白楽の研究者倫理．経歴詐称：アンドリー・スリュサルチェク（Andriy Slyusarchuk）（ウクライナ）．https://haklak.com/page_Andriy_Slyusarchuk.html

〈田中智之〉

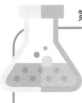

12 | 質の低い論文の量産

① 事例

　ある国立大学の研究室に所属する男性研究員は 2010 年，中国に本拠地があると称する出版社が発行しているインターネット専用の国際学術誌に論文を投稿した．「あなたの研究に興味がある．我々の学術誌に論文を投稿しませんか」．男性は複数の出版社から不特定多数の研究者に送られてくる勧誘メールの一つに応じた．論文を投稿すると，すぐに「良い内容だ」と掲載を認める連絡が来た．掲載料は約 3 万円．男性は「好意的な学術誌だ」と感じた．教授にも「安いし，論文が載りやすい」と報告した．

　「どんどん論文を出せ」「書けば載る」．この件をきっかけに，研究室で教授のこんな声が飛ぶようになった．男性は 2015 年，ネット上で自身の論文を名指して「ちゃんと査読されていない．業績稼ぎだ」と批判されていたことに気づき，この学術誌への投稿をやめた．この間，研究室からは数十本の論文が投稿・掲載された．男性はネット上には Predatory Journal（捕食学術誌）とよばれる学術誌があることを知った．

　研究室では，捕食学術誌の利用だけにとどまらず，研究倫理上の問題がある行為が散見された．大学教員は，副業としてネット上のスキルマーケットで論文の執筆支援などの研究技術を売買する「研究スキル売買」でお金を稼いでいた．教授は責任著者を務める論文を国際学術誌に投稿し，協力者の別の大学の教授を査読者として推薦．査読者に採用された別の大学の教授は著者の教授に連絡し，本来は査読者が作成する論文の疑問点をまとめる査読コメントを著者の教授が自ら作成していた．「査読偽装」とよばれる不正行為だ．この研究室では，国の研究不正への対応指針で特定不正行為（捏造，改ざん，盗用）には該当しないグレーゾーンの行為が横行していた．

② 問題点

　この研究室の事例は，複数の問題を抱えている．捕食学術誌はネット上で無料公開されているオープンアクセスジャーナルの一つである．2010年頃から注目され，近年急増している．その特徴は，著者とは別の研究者による論文の査読が不十分，著名な研究者を編集委員として無許可で記載，出版社の所在地が不明などとされる．著者が掲載料を払えば論文が投稿時のまま載るケースもあり，学術誌のランクを示す指標「インパクト・ファクター」を偽る学術誌も存在する．

　捕食学術誌の問題点は，「査読付き」と称しながらずさんな査読で論文を掲載してしまうところにある．一般的な学術誌の査読では，著者と専門分野が近い複数の研究者が，無償で実験手法や論旨の妥当性などをチェックし，掲載に値すると判断されるまで審査を繰り返す．その原形は17世紀に導入され，数百年かけて現在の形に作り上げられた．査読は科学の信頼性を担保するフィルターとも言える．研究者にとっては自らの論文の価値を高める手続きの一つだが，捕食出版社はお金さえ稼げれば内容は問わない．

　学術論文は研究者だけのものではない．医療や食品，農業，電化製品などあらゆる分野の研究が進められている．人々の生活に関わる基幹部分の発展を支えている．「科学的根拠がある」とする医療行為や，健康食品の開発の根拠として捕食学術誌に掲載された論文を示す事例も散見される．営利目的で書かれ，科学的に妥当ではない内容の論文であっても，消費者には見分けがつかない．

　日本の研究者による捕食学術誌への投稿も後を絶たない．中国に本拠地を置くとされ，捕食学術誌の一つに数えられている出版社が運営する320誌以上のジャーナルに2003〜2018年に掲載された全論文を調査した結果，日本から5,076本の投稿があったことが判明した[1]．

　「研究スキル売買」は，ネット上のスキルマーケットを利用する不特定多数の個人が，身元を明かさずに論文や博士論文の執筆支援などの研究スキルを取引するビジネスである[2]．匿名同士の売買が主流で，匿名の研究者から購入したスキルで完成させた学術論文は，どこ

の誰が研究に関わったのかわからない．研究の内容が本当に正しいのか，適切に検証できなくなる可能性があり，研究成果に対する責任の所在も曖昧になってしまう．購入者は自らの研究能力を偽装できてしまう．販売者の研究内容に対する貢献度合いによっては，共著者として論文に名前を記載すべきだが，匿名でのやり取りとなるため，適正に共著者を記載できない事態も考えられる．

　「査読偽装」は，査読の手続きで不正を行う行為である．海外では，2012 年に韓国で 35 本の論文が撤回される大規模な査読偽装が発覚した．査読者を推薦するシステムを悪用し，架空の人物を「査読者にふさわしい」と推薦．自分自身が確認できるメールアドレスを連絡先にして，自分の論文を自ら査読していた．編集者が査読の回答の早さなどに疑問を感じ，不正が発覚した．

　日本では 2022 年に初めて査読偽装が発覚した[3]．福井大学の教授が千葉大学の教授，金沢大学と浜松医科大学の元教授の 3 人と協力し，論文 6 本の査読を有利に進めていた．福井大学と千葉大学の調査などによると，この事例でも出版社が査読者推薦システムを採用していた学術誌で問題が起きた．査読偽装の方法は，福井大教授が出版社に 3 人の査読者をそれぞれ推薦．3 人は福井大教授に査読コメントの作成を依頼し，返送されてきたコメントを学術誌側へ提出していた．福井大教授はこれに回答して査読を「自作自演」して論文を掲載させていた．一般的に査読者には守秘義務があり，査読を担っていることを外部に明かすことや，著者本人と連絡をとることは禁じられている．福井大学などの調査委員会は 22 年 12 月に福井大学教授らの行為を「不適切」と断じた．

　これら 3 つの問題は，いずれも論文の量産につながる行為である．

③ 解説および改善ポイント

　問題の背景には，論文が研究者の業績に数えられる学術界の文化がある．論文は学術誌に掲載されれば実績となり，研究者の評価につながる．査読付きや国際学術誌であることや，インパクト・ファクターが高ければさらに評価は高まり，研究機関での人事評価にもつなが

る．論文数を稼ぎたい研究者にとっては，論文の量産はメリットが大きい．

捕食学術誌の場合，査読のハードルなしに「論文が査読付き国際学術誌に掲載された」という業績を得られる．業績を評価する立場の研究者が捕食学術誌の存在を認識していなければ，適正な業績評価とならない危険性もある．誤って捕食学術誌に投稿してしまった研究者は，捕食学術誌を利用してしまったことで評価が下がる可能性もある．捕食学術誌を発行する出版社に規制をかけることは困難で，研究者に論文の投稿先を制限させることは，憲法で「学問の自由」が保障されているため難しい．「どのような学術誌を捕食学術誌とするのか」という統一的な定義がないことも抜本的な対策を困難にしている．各大学や研究機関はチェックリストなどの周知に力を入れている．日本学術会議は 2020 年，研究者間で情報を共有し，捕食学術誌の使用を防ぐために国内外の大学や研究機関などによるコンソーシアム（共同事業体）を設立すべきとの提言を公表したが，目立った動きはない．

研究スキル売買は，匿名同士でスキルを売買し，論文などを完成させる．スキル販売者の貢献度合いによっては，共著者として名前が記載されるべきだが，匿名同士のため実現できない．このため，研究倫理違反行為とされる「ゴーストオーサーシップ」を助長する危険性が高まる．ルールは未整備のまま研究スキルが売買され続けている．

査読偽装は，福井大学などの調査で査読に関する不正行為を「研究者倫理を逸脱する不適切な行為」と結論づけた．文部科学省は 2022 年末，日本学術会議に対し，研究者が守るべき査読に関する対応指針などについて審議を依頼した．学術会議は 2023 年 9 月に「国の研究不正への対応指針の改定や内容の追加を検討すべき」などと回答した．

これらの問題の抜本的な解決策は見つかっていない．研究倫理教育などによる注意喚起や研究者個人の認識の向上に頼らざるを得ないのが現状である．

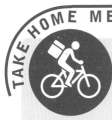

TAKE HOME MESSAGE FRESHLY MADE

- 研究倫理に反するグレーゾーンの行為が存在することを認識する.
- 論文の投稿先となる学術誌に捕食学術誌という評価があるか事前に確認する.

◀引用文献
1) 鳥井真平. 粗悪学術誌 論文投稿, 日本 5000 本超 業績水増しか. 毎日新聞, 2018. https://mainichi.jp/articles/20180903/k00/00m/040/110000c
2) 鳥井真平. 大学教授ら「研究スキル売買」サイトに 118 人, 能力偽装の恐れ. 毎日新聞, 2021. https://mainichi.jp/articles/20210911/k00/00m/040/093000c
3) 柳楽未来, 鳥井真平. 福井大教授が「査読偽装」の疑い 論文審査に自ら関与か. 毎日新聞, 2022. https://mainichi.jp/articles/20220610/k00/00m/040/114000c

〈鳥井真平〉

第**3**章

研究者としての姿勢の問題

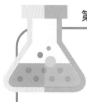

1 | 試料・データ提供の拒否

1 事例

　雑誌に掲載されていた最新の論文に，ある遺伝子に変異が入った新規な細胞株を樹立したとの情報が書かれていた．その遺伝子は読者自身が研究している疾患にも関係しているので，ぜひこれを自身の研究にも利用したいと考えた．研究者はその論文の責任著者に，当該細胞株の分与を依頼するメールを送った．だが，何カ月経っても応答がない．研究者は，この細胞を用いた研究は共同研究として実施を希望している旨，および新規な研究費を共同で申請したい旨を追加した丁重なメールを再度送った．その後も何度か返信を求めたが，半年を過ぎた頃ようやく「細胞は保存中の事故で死滅したので分与できない」と書かれた短い返信があった．

2 問題点

　著者側には，新たな知見を世界にいち早く発表したいという欲求がある．その一方で，自分しかもっていない武器をライバルに提供することに消極的になるのも理解できる．だが，上記事例のような著者の態度は，研究者としての信頼関係を毀損するものである．むしろこの細胞株を分与することで共同研究に発展することを期待して，快く提供に応じるべきであった．このままでは，実はその細胞は存在しなかったのではないか，と思われても仕方がない．

3 解説および改善ポイント

　原則として，論文にて発表した新規なマテリアル（化合物，細胞株，植物や動物の個体株といった有体物および電磁的に記録されたデータ）は，研究コミュニティーにおける共有財産である．したがって，同業者からこれらの分与あるいは開示を要求された場合には快く

応じるべきである．一方，供与を受けた側は第一発見者・発明者に十分な敬意を表し，成果発表時にはクレジットを入れることを忘れてはならない．物や情報の共有を通して，共同研究が始まることも多い．

　しかし，マテリアルのやり取りを研究者個人同士で自由に行っていいかというと，そうではない．現在では多くの研究機関では，研究試料提供に関する覚書（material transfer agreement：MTA）の締結を義務化している．MTAとは，やりとりしたマテリアルをどのように使って，何をしようとするのか，またマテリアルに関する責任の所在を明確にするための契約書である．さらに，海外とのやりとりにおいては，安全保障上それが禁止されている場合があるので十分注意する必要がある．

TAKE HOME MESSAGE FRESHLY MADE

- 同業者からの資料・データ提供のリクエストには可能な限り応じよう．
- MTA締結の必要性については所属機関に問い合わせよう．
- 提供してはならない相手（国）が存在することに注意．

◇参考文献
● 公安調査庁「経済安全保障特集ページ」．https://www.moj.go.jp/psia/keizaianpo.top.html

〈小出隆規〉

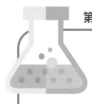

2 学生，ポスドクに対する 不適切な指導，監督，労働力の搾取

① 事例

　A さんは大学院博士課程の学生．指導教員のもと研究を行っていたが，研究の進捗は芳しくはなかった．このため早朝から深夜まで実験をすることを要求され，土日も研究室に来ることを要請された．週 1 回行われるプログレスレポートミーティングでは，その週の進捗状況が芳しくないことを研究室のメンバーの前で激しく叱咤された．

　こうした状況が 1 年ほど続いた．次第に指導教員から具体的な研究指導が行われなくなり，放置されるような状態になった．研究室の他のメンバーからもサポートはなく，日常的に会話する相手もなく孤立していった．精神的にも追い詰められ，朝起きても研究室に行くことができず，一日中家でふさぎ込んでいるようになった．うつ病と診断され，精神科を受診し，薬を飲むようになった．

　ある日指導教員に呼び出された．指導教員は以下のように述べた．

　「研究室に来ないような学生はわが研究室には必要がない．君は今すぐこの研究室から出て行きなさい．荷物は後で自宅に郵送する.」

　A さんは，これからどうすればよいのか全くわからなくなってしまった．博士課程の途中で就職活動をしようとしたが，中途半端な時期であり，雇ってくれる企業は見つからなかった．次第に家から一歩も出ないようになり，完全な引きこもりとなってしまった．

② 問題点

　本来の問題点は，指導教員と部下の不適切な関係である．生命科学系，化学系を中心とした実験主体の研究分野では，指導教員に異を唱えることが難しい環境を生じることがある．研究テーマの選定，研究を行う場所の提供，実験材料の提供，試薬等の提供，それに伴う費用を含め，研究者は完全に独立した状態で研究することができない．また，

大学院生のような指導を受ける立場の者は，学位授与権，就職時の推薦状などを指導教員に依存しており，極めて弱い立場に置かれている．

　指導教員への権力の集中と，実験という労働集約的な研究スタイルが，様々なハラスメントを生じさせてきた．本例もこうした権力の不均衡という問題が生じ，学生が追い込まれ，退学にまで至った事例である．報復を恐れて口を閉ざすものも多い．

　こうした事例は日常的に報道されるなど，多くの人たちが知るようになっているが，根絶には至らない．なぜなら，競争的な研究環境が指導教員自身にも強いプレッシャーを与えており，成果を出さないと研究が続行できないという環境にあるからである．また，教員の評価が論文等の研究成果のみに依存している状況により，指導教員が学生指導に時間をかけるインセンティブが全く働かないのである．

　さらに研究室という閉じた環境が，こうしたハラスメントを継続させる要因にもなっている．外部からの監視，批判等にさらされない状況であり，問題が発生しても発覚しないばかりか，教員の裁量権を理由に隠蔽されることもしばしばである．物理的に密室状態を作り出し，セクシャル・ハラスメントを行う教員もいる．

　問題なのが，大学等に設置されている告発，相談窓口に訴えても解決できないケースが多いことである．大学にとってこうしたハラスメントは不祥事であり，表沙汰になれば大学の評判に傷がつく．こうした事例を隠蔽した方が得であるというインセンティブが働く．このため相談窓口に訴えても問題が解決しないばかりか，逆に問題がより悪化してしまうケースさえ出ているのである．

　こうした状況のなか，世界各地の研究室では日夜，ハラスメントが発生し続けている．

　カクタス・コミュニケーションズが行った世界中の研究者対象の調査[1]では，調査回答者の37％が何らかのいじめや差別を経験したことがあると回答している．また，回答者の40％がいじめに対処する厳格なポリシーが職場にないと回答している．

　また別の調査[2]では，いじめを経験した人は84％，目撃した人は59％に及んでいた．加害者は主任研究員が多く，女性の方がいじめの

経験率が高かった．報復を恐れて報告や相談をしなかった被害者は61％もいたという．

③ 解説および改善ポイント

本例はアカデミック・ハラスメントの事例である．また，アカデミック・ハラスメントは和製英語であり，英語では研究上におけるいじめ（bullying）とされている〔3章-4（p.128）参照〕.

ハラスメント行為に明確な定義は存在しないが，アメリカの国立衛生研究所は以下のような行為をアカデミック・ハラスメントと定義している（白楽による訳）[3].

〈セクハラを含む嫌がらせ〉

公然とまたは陰で，言葉による虐待（攻撃的な言葉を含む）

評判を傷つけることを目的とした言葉による虐待

傷つけ孤立させ，仕事・研究・学習を損なう行為または意図的な不作為

脅威または脅迫

身体的暴行

財産の損害または破壊

武器の隠蔽または使用

現在のところ定義はまちまちであり，また国によっても，期間によっても対応が統一されていない．特に日本においては，定義の作成も含め取り組みが遅れているのが現状である．

2020年3月，アメリカの議会は，アカデミック・ハラスメントを研究不正と同等に扱うように勧告している[4].

また，性不正もアカデミック・ハラスメント以上に大きな問題とされるようになっている．白楽によれば，性不正は，

「セクハラ（sexual harassment）」，「性的暴行（sexual assault）」，「デート・バイオレンス，ドメスティック・バイオレンス（dating violence, domestic violence）」，「性搾取（sexual exploitation）」，「ストーキング（stalking）」の5つの行為を含むとされる[5]〔3章-3（p.125）参照〕.

アカデミック・ハラスメント，性不正ともに，権力の上下関係に基

づいた不適切な行為であり，研究の進展を歪める行為であると認識されるようになっている．Nature 誌や Science 誌などのニュース記事でも，研究上のいじめとして盛んに取り上げられている．特に性不正に関しては，いわゆる #MeToo 運動の広がりとともに関心が深まり，過去の性不正事例が多数明らかになった．欧米各国では，こうした行為により職を失った研究者も多々いる．

　日本でも時折アカデミック・ハラスメントや性不正で研究者が処分されることがあるが，どのような行為が処分の対象となるかは研究不正や不適切な研究行為以上に，研究機関の恣意的な対応に任されており，取り組みは遅れていると言っても過言ではない．前述の通り，評判を落とさないために，こうした事例を隠蔽する研究機関も多い．告発者が逆にバッシングに遭うなどの二次被害もあり，告発をためらい泣き寝入りする人も多い．

　諸外国の動向を踏まえると，今後こうした行為が幅広く処罰の対象となる可能性を秘めているとは言え，取り組みは遅々としている．訴える場所がわからない当事者が SNS 上で告発するケースも見聞きする．

　アカデミック・ハラスメント，性不正を防ぐためには，閉じられた研究環境をより透明性の高いものにする，大学等の研究機関が被害者を保護または救済する取り組みをより強化する，関係者を適切に処罰し，実効性のある再発防止策をとることが重要となる．公平性を担保する第三者機関の設置を含め，制度的な改革も不可欠であると言える．

　当然，研究者への意識啓発も不可欠である．ハラスメントや性不整が人権侵害であるという意識をもつための研修等は，研究倫理講習のなかに取り組まれるべきであろう．そして，誰もが被害者，加害者になる可能性があるという意識のもと，あらゆある職種，階層にこうした講習を必須とすべきである．

　こうした状況を改善するための動きも出てきた．カクタス・コミュニケーションズは学術界のいじめ問題に対処するために，THINK アカデミア（Academia）」を設立した[6]．これにより研究者や政策担当者の認識を変え，問題解決を促そうとしている．こうした取り組みは今後ますます重要になるだろう．

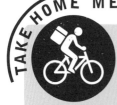

TAKE HOME MESSAGE *FRESHLY MADE*

- アカデミック・ハラスメントは不適切な研究行為と同レベルの問題行為である.
- こうした行為は研究の健全な発展を阻害し,かつ研究者や学生のキャリアパスを阻害する人権侵害であり,重大な行為である.
- こうした行為が今後幅広く処罰の対象になる可能性がある.
- ハラスメントを受けた被害者が救済される制度作りが不可欠である.

◆引用文献
1) カクタスのメンタルヘルス調査レポート 2020. https://foundation.cactusglobal.com/mental-health-survey-jp/ [2023 年 7 月 28 日閲覧]
2) Moss S, Mahmoudi M. STEM the bullying: an empirical investigation of abuse supervision in academic Science. SSRN. https://papers.ssrn.com/sol3/papers.cfm?abstract_id=3850784 [2023 年 7 月 28 日閲覧]
3) 白楽の研究者倫理. 3-2-1 アカハラの規則・言動例. https://haklak.com/page_academic_harassment_rule.html [2023 年 7 月 28 日閲覧]
4) American Institute of Physics. https://ww2.aip.org/fyi/2020/fy21-budget-request-national-institutes-health [2023 年 7 月 28 日閲覧]
5) 白楽の研究者倫理. 3-1-1 性不正の分類・規則. https://haklak.com/page_Sexual_Misconduct_Rule.html [2023 年 7 月 28 日閲覧]
6) カクタス・コミュニケーションズ. https://cactusglobal.com/jp/press/think-academia-the-worlds-first-global-initiative-against-bullying-in-the-academic-community/ [2023 年 7 月 28 日閲覧]

◇参考文献
- 北仲千里,横山美栄子. アカデミック・ハラスメントの解決 大学の常識を問い直す. 寿郎社; 2017.
- 濱口道成,訳. アット・ザ・ヘルム—自分のラボをもつ日のために—. 第 2版. メディカルサイエンスインターナショナル; 2011.
- 山内浩美,葛 文綺,編著. 大学におけるハラスメント対応ガイドブック 問題解決のための防止・相談体制づくり. 福村出版; 2020.
- 飛翔法律事務所,編. 改訂 2 版 キャンパスハラスメント対策ハンドブック. 経済産業調査会; 2018.

〈榎木英介〉

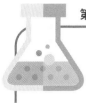

3 | セクシュアル・ハラスメント

1 事例

　研究者を目指す学生 W は，著名な B 教授のアルバイトをすることになり，「採用面談」として二人での食事をした後，「話の続きをしよう」とホテルの部屋まで連れて行かれた．B はそこで W を殴り，罵倒したあげく，性暴力行為を行った．W がアルバイトを辞めたいと言っても，B 教授は激怒して許さず，勤務を続けるなかでさらに性的関係を強要された．B 教授はまた，秘書候補として紹介された Y にも面接として食事に数回誘い，「秘書は愛人にならなければいけない」とほのめかした．拒んだ Y に対して B 教授は激怒し，Y の家族が不利益を受けると脅し，Y はメンタル不調になってしまった．あるときスタッフ K は，W や Y の悩みを知ることになり，これまでにも何人もの職員が同じ理由で休職したり，辞めたりしていることに気づいた．とうとう W が正式に B 教授の行動を大学に訴えるが，同じ大学の C 教授ら何人かの教員は，「世界的に貴重な研究で大きな成果を上げている B 教授を，たかが女性問題のようなつまらないことで大学から追い出すのはおかしい」とかばうのだった（これは，1990 年代に大学でのセクシュアル・ハラスメントが大きく問題化され始めた頃の事件を少し修正して書いたものである）．

2 問題点

　セクシュアル・ハラスメントは職場（や学校，芸術やスポーツの場）での関係性において，その立場を利用して相手の同意がない性的な言動を強いることにより，被害者の労働環境などを阻害する行為である．これまで女性が安全に，尊重されて働くことを難しくしてきた実情をふまえて概念が作られたため，セクシュアル・ハラスメントには，レイプ行為も含まれ，同時に，性的誘いかけや，性的行為を求め

ること，性的なジョークや容姿の品定め，ストーキング，からかいや私生活の詮索までもが含まれている．「対価型 quid pro quo」，「環境型 hostile environment」という類型があり，特に「環境型」では，特定の個人に対する性的な言動だけでなく，会議などの場で女性を蔑視し性的な存在としてみなす発言等についても適用される．立場を背景にして行われるために，ノーと言いにくく，被害者は仕事や学業，健康などを失う．セクシュアル・ハラスメントの概念としては，性別に関係なく当てはまるが，現実には，女性に対して行われることが多く，だからこそ「個人的なことであり組織で取り上げるべきではない」，「たかが女性問題」と軽視されてきた．また，性的な性質のものであるため，被害者は困惑し，誰にも言えず抱えこみやすい．いくら立派な研究者であっても，女性蔑視や相手の気持ちを理解しない独りよがりなセクシュアリティ観をもっている人がいる．そしてその権力・影響力がそれを容易にさせ，また隠蔽させるのに役立ってしまう．事例のような極端な性暴力事例は少なくなったかもしれないが，性的誘いかけ，性的対象として見ていることの表明，ストーキングの事案などは相変わらず起こり続けている．

❸ 解説および改善ポイント

　　セクシュアル・ハラスメントは人権侵害行為であり，職務上の権限を不当に濫用する悪質な行為である．管理的立場にある人は，こうした行為を許さないという立場に明確に立つべきである．組織として，ハラスメントを禁止する規則を作り，どんな重要な人物であっても組織がきちんと事実を調査し（公平中立な手続きによって），厳正に対処するべきである．もし，適切に対応しなければ組織自体が法的責任を問われることになる．ただ，告発しにくいのが当然であるし，被害者は自分の生活や健康を守りたい．そこで，正式な告発，調査，処罰という方法以外にも，被害者を守る柔軟な策も組織は備えておくべきである．

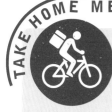

TAKE HOME MESSAGE FRESHLY MADE

- 周囲の人も，無責任な傍観者としてセクハラの共犯者にならないように行動する．見かけたら問題を指摘し，被害者を孤立させないように動こう．
- 周囲が厳しい受け止めをすることが防止への近道．

〈北仲千里〉

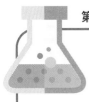

4 │ パワー・ハラスメント（bullying）

1 事例 （広島大学のハラスメント・ガイドライン[1] より引用）

①特に研究の場や大学教育などにおいて起こる アカデミック・ハラスメント

▶不当な権利制限や，当然受けられるはずの教育・研究指導を受けられないこと

- 教員が他の教員や学生に対し，文献や機器類の使用を理由なく制限したり，機器や試薬を勝手に廃棄して研究遂行を妨害したりする.
- 教員が学生に理由を示さずに単位を与えなかったり，卒業・修了の判定基準を恣意的に変更して留年させたりする.
- 教員が，自分の気に入らない論文などを「読むな」と言ったり，気に入らない研究者が参加する研究会に「行くな」などと言ったりして，学生や部下の研究者の研究の自由を制限する.
- 「忙しい」，「君も大人なんだから」などと言って，教員がずっと長い間セミナーを開かなかったり，学生への研究指導やアドバイスを怠ったりする. 主指導教員が，学生の論文原稿を受け取ってから何カ月，あるいは何年経っても添削指導をしないため，学生は論文投稿や学位取得ができない. またはできなくなるのではと不安にさせられる.

▶学生や部下の支配・囲い込み・利己的利用

- 教員が指導教員の変更を申し出た学生に「私の指導が気に入らないなら退学せよ」と言う.
- 教員が，就職希望の学生に冷たく接し，大学院進学志望の学生を優遇する.

▶攻撃，追い詰め，知見や労働の搾取，不正行為への巻き込み

- 教員自身の研究成果が出ない責任を，一方的に部下や学生に押し

つけ，非難する．

・教員が，自分が求めるような実験データを出してこない学生に対し，厳しく指導して追い詰め，実験結果の改ざんを行うよう仕向ける．

・学生の投稿論文に加筆修正しただけなのに，指導教員が第一著者となる．学生や部下の研究者が出したアイデアを使って，教員が無断で論文を書いたりする．

・教授など上位の研究者が，リスクの高い研究を自分で行わず，代わりに部下にさせる．

▶**尊敬や信頼を失わせる行為**

・他の教員や関連機関の悪口を常に聞かせる．

・研究指導や作業指示がくるくる変わる，教員が以前指導した内容を忘れ，「なんでこんなことをしたんだ」と怒る．

②一般的な，職場などあらゆる場所で起きうる
パワー・ハラスメント

▶**精神的攻撃・圧迫**

・教員や上司が，他の学生や同僚の前で，特定の人をこき下ろしたり，嘲笑したり，罵声を浴びせたりする．

・教員や上司が，学生や部下に対して，挨拶を返さない，机を叩く，物を投げるなど横柄で尊大な態度で接したり，威嚇したりする．

・個人に対する極端な批判・中傷・脅しのような内容を含むEメールやSNSメッセージを，執拗に送りつけたり，同時に複数の人に送信したりする．

▶**不当な妨害，権利制限**

・上司が部下に，必要な物品の購入に際して，理由なく購入を認めなかったり，必要書類に押印せず，研究や職務遂行を妨害したりする．

・職務上知る必要がある大切な情報を特定の人にだけ知らせない．

▶**不平等な扱い，差別**

・食事や飲み会など，研究や職務以外の付き合いの良さなどによっ

て，学生や部下を評価する．

・国籍，民族，人種，性別，年齢等を理由に侮蔑的な発言をする．

▶**不適切な強要**

・「体調が悪いので休ませてほしい」と願い出た学生や部下に対し，研究や仕事を強要する．

・深夜や休日にでも電話をかけて出るよう期待したり，呼び出してすぐ来るよう求める．深夜にメールや SNS メッセージを送って，必ずすぐに読み，返信することを求める．

・飲み会などへの参加や，飲酒を強要する．

▶**公私混同，利己的強要**

・教員や上司が，ジョギングや山歩き，演奏会など私的な趣味，気晴らしの活動に有無を言わせず学生や部下を同行させる．

・貢物や購入の強要（コンサートのチケット，書籍の購入，学位の謝礼金）

② 問題点

　パワー・ハラスメント（和製英語．英語では「いじめ」はbullying）は，近年，日本ではセクシュアル・ハラスメント以外の職場でのいじめを指すようになってきている．大学や研究の場でのパワー・ハラスメントは，アカデミック・ハラスメントとよばれる．それは，大学教員や上司が，本来果たすべき指導や教育を十分に行わなかったり，不適切に弟子を囲い込み，自分のために利用したり，また，尊敬や信頼を失うような行為である．ときにはそれは研究不正や研究費の不正使用などを強要することでもある．特に，過重労働，長時間の作業などとパワハラが重なったときには，心身の不調をもたらし，退職や退学，自死などの結果をもたらす可能性が高くなる．

　パワー・ハラスメントによって，職場や研究室は恐怖や緊張，不信感などが支配することになり，有能な人材は去っていき，人々が萎縮して，過ちを指摘することも控えるようになる．結果として，誰も建設的な提案をせず，のびのびと就労や研究ができなくなり，生産性が上がらなくなるため組織にとってもマイナスである．例えば，科学研

究の場で研究不正に対して誰も異を唱えることができない，医療の現場において，上司に遠慮して最善の治療を提案することができないなどということが起きれば，それは学問研究の発展や人命を救うことへの重大な悪影響をもたらす．

③ 解説および改善ポイント

ハラスメントとは何か

　職場での指示や，教育・研究指導は当然，厳しい指示や叱責を伴うものであり，相手に不利益な決定（昇進を認めない，単位を認定しないなど）を行うこともありうる．それらがすべて不当なものということはできない．そこで，セクシュアル・ハラスメントとは違い，パワー・ハラスメントでは「相手が不快であればすべてハラスメント」とはされない．また，パワハラの加害者のなかには，熱心さゆえに相手を追い込んでしまう人，マネジメント能力や相手の理解度を把握しながら教育指導する能力が不足している人なども含まれることも多く，これらは「悪気がある」わけではない．

　2020年6月からいわゆるパワハラ防止法（改正労働施策総合推進法）が施行され，セクハラと同じように，組織としてパワハラを防止したり，職員に広報・研修し，問題が起きた場合は懲戒処分や被害者の救済など，適切に対処しなければならない法的な責任が生じた．同法では，いわゆる「パワー・ハラスメント」（「職場における優越的な関係を背景とした言動」）とは，①優越的な関係を背景にした言動で，②業務上必要かつ相当な範囲を超えたものにより，③労働者の就業環境が害されるもの，と定義されている．つまり，「必要性」と「相当性」が，判断の鍵であり，一般常識的にみて，そうした行動をする必要性が本当にあったのか，また，やる必要があったとしても，やり方は，適切（＝相当）だったのかが問われる．

ハラスメントはなぜ起こるのか

　ハラスメントの起こり方は，それぞれの業界の特徴を映し出す．アカデミック・ハラスメントの場合は，教育に必要不可欠な尊敬や信頼を傷つけることがとりわけ問題視される．また，次のような背景がア

カデミックな場独特のハラスメントを生む土壌となっている.
- 医学部の医局講座制や研究中心の大学の理工農学部など, 一部の分野の小講座制などにおける, 教授の強力な権力という研究組織のあり方
- 研究スタイル：自然科学系に多くみられる, 研究室での共同研究という研究スタイルや, 大学教員が管理保有している資料や書籍・施設・研究対象者やフィールドなどへの依存
- 研究競争, 成果へのプレッシャー
- 他の研究室のやり方, 各教員の教育法には口を出しにくい大学の自治の構造
- 大学教員のもつ名声や社会的地位の高さ
- 人事管理, マネジメントの能力には長けていない人が権力をもってしまうこと　など

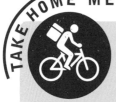

TAKE HOME MESSAGE FRESHLY MADE

- 何度言っても改善しない人には, 強く叱る, さらにプレッシャーをかけるという方法はやめて, アプローチを変えてみよう.
- 被害者になりそうになったら, 誰かに話そう. 記録を残しておこう.

◆引用文献

1) 広島大学におけるハラスメントの防止等に関するガイドライン. https://www.hiroshima-u.ac.jp/system/files/205578/広島大学におけるハラスメントの防止等に関するガイドライン.pdf

〈北仲千里〉

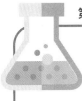

5 | 不適切な動物実験

1 事例

事例 1

　2005 年にロシア科学アカデミーのイリーナ・エルマコバ（Irina Ermakova）博士はロシア遺伝子組換えシンポジウムにおいて，除草剤耐性遺伝子を組み込んだ遺伝子組換え大豆をラットに食べさせ，その第 2 世代の子への影響について調べた[1]．実験は母ラットに通常の餌，通常の餌に通常の大豆粉を混ぜたもの，通常の餌に遺伝子組換え大豆粉を混ぜたものを 2 週間与え，その後雄ラットと交配させ，生まれた子について 3 週齢の時点でその死亡率を調べた．下の 表1 に示されるように，遺伝子組換え大豆を摂取した母ラットから生まれた子の死亡率は 55.6％と極めて高かった．このことから遺伝子組換え大豆は次の世代に毒性を残す極めて危険な食品であると結論づけた．

　これを受けて各国の研究機関が追試を試みたが同じような結果は得られず，各国の研究機関は遺伝子組換え大豆は安全であるとの結論を出している．

事例 2（架空の事例）

　A 大学の B 教授のグループは肺炎で亡くなった患者から新規のウイルスを分離した．このウイルスの病原性を明らかにするため，マウ

表1 授乳 3 週時点での子ラットの死亡率
　　＊遺伝子組換え大豆粉混入群と比較した場合の統計的 p 値

群	生まれた子ラット数	死亡した子ラット数	死亡率（％）
対照群（通常餌群）	44	3 (p=0.000118)＊	6.8％
通常の大豆粉混入群	33	3 (p=0.000103)＊	9％
遺伝子組換え大豆粉混入群	45	25	55.6％

スに経鼻接種しその生存率を調べることとした．B教授は動物実験計
画書を作成し，大学の動物実験委員会に提出した．数週間後その動物
実験計画書が承認されたとの報告を受けたため実験を開始した．実験
の結果，その新規ウイルスは低用量でマウスを肺炎により致死させる
極めて病原性の高いウイルスであるとの結論を得た．この結果は極め
て重要であり，早急に公表する必要性があることから，論文にまと
め，米国の最も権威のあるウイルス学の雑誌に投稿した．しかしなが
ら，数週間後に動物福祉上の懸念があるため論文は不採択であるとの
知らせを受けた．

② 問題点

事例 1

　英国食品基準庁「新規食品と製造工程に関する諮問委員会
（ACNFP）」はエルマコバ博士の実験結果の問題点として，実験に関
する詳細な情報が提供されていないこと，ピアレビューを受ける科学
学術誌に発表されていないため信頼に耐えうる研究結果でないという
声明を出した[2]．エルマコバ博士の報告はシンポジウムでの口頭発表
であり，実験方法の記載は抄録のみのため限界がある．したがって，
このようなセンセーショナルな結果を公表する際は，実験方法の詳細
な記載が求められ，ピアレビューを受ける学術雑誌で行う必要があ
る．

事例 2

　不採択となった動物福祉上の懸念とは，結果を得るためにウイルス
感染させたマウスを死ぬまで観察し，致死率あるいは致死に至る時間
を実験結果として採用したことにある．動物実験は世界的に許容され
ている．しかしながら，動物を科学的試験に用いる際は，科学上の目
的を損なわない範囲において，動物の苦痛を可能な限り排除すること
が求められる．上記の試験ではそれがなされていないと判断されたこ
とが不採択の理由である．

事例1

　この事例に限らず，動物実験結果を含む多くの論文において追試を行っても結果が再現できないことが指摘されている．動物を用いた実験は単純な化学反応を調べる実験と異なり，動物の遺伝学的性質，動物があらかじめ有している微生物叢，動物を飼育する際の温度，湿度，照明時間，餌の成分などが複雑に実験結果を修飾する．したがってこれらをすべて同じ条件にそろえて再試験を行わないと同じ結果を再現できない可能性がある．英国のNC3Rs（National Centre for the Replacement Refinement & Reduction of Animals in Research）ではARRIVE（Animal Research：Reporting of *In Vivo* Experiments）Guidelineというものを出している[3]．このガイドラインには，試験の計画時，試験の執行時，論文執筆時，論文査読時に必要な情報が網羅されている．動物実験を行う前に一読することをお勧めする．

事例2

　動物実験は世界各国の研究機関で行われている．特に事例2のようにヒトから分離された新規のウイルスの病原性などはヒトで実験することができないので，実験動物を使って検証する必要がある．しかしながら，このような試験は動物を苦しめ，最終的には動物を殺すこととなり，その倫理性が問題となっている．それらを解決するために各国は動物実験に関する法律，指針などを制定し，科学者はそれを遵守しなければならない．わが国にも動物実験を規定する法律（動物の愛護及び管理に関する法律[4]），基準（実験動物の飼養及び保管並びに苦痛の軽減に関する基準[5]），指針（動物実験の適正な実施に向けたガイドライン[6]）などがあり，研究機関ならびに研究者はこれらを守らなければならない．B教授はこのなかで指針に記載されている「人道的エンドポイント」というものを守らなかったことが不採択の理由である．これは欧米においても共通の概念であり，実験動物の苦痛が鎮痛薬等で緩和できないほどに達した場合は，実験を中止して動物を治療するか，安楽死させなければならない．これはウイルス等の病原

性を調べる際に適用されるが，その他制がん剤の開発の際にも適用される．担がん動物の致死率で調べてはならない．動物が苦しむ前に癌の大きさなどでデータを取る必要がある．

それではなぜこの実験計画は動物実験委員会の審査を通過したのだろうか．残念ながらわが国においては欧米に比べて実験動物の福祉が遅れている状況にある．したがって上記のような計画書が承認されてしまう場合もある．また，欧米の指針で謳われていることが日本の指針で謳われていないこともある．このような場合も国内の研究機関の動物実験委員会の審査が通ってしまうことがある．動物実験を行うからにはわが国の法律，指針は当然のこと，欧米の指針にも精通していることが求められる．

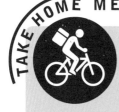

TAKE HOME MESSAGE FRESHLY MADE

- 動物実験を含む研究成果を発表する際は実験方法の詳細を記載する．
- 動物実験を行う際は動物福祉を考慮する．
- 動物実験を行う際は動物実験に関する国内，国外の法律，指針等を熟読する．

◆引用文献
1) Ermakova I. Influence of genetically modified soya on the birth-weight and survival of rat pups In: Proceedings of the conference epigenetics, transgenic plants & risk assessment. Öko-Institut; 2006. p.41-8. http://www.oeko.de/oekodoc/277/2006-002-en.pdf
2) Statement on the effect of gm soya on newborn rats. https://acnfp.food.gov.uk/sites/default/files/mnt/drupal_data/sources/files/multimedia/pdfs/acnfpgmsoya.pdf
3) The ARRIVE guidelines 2.0. https://arriveguidelines.org/arrive-guidelines
4) 動物の愛護及び管理に関する法律．https://elaws.e-gov.go.jp/document?lawid=348AC1000000105
5) 環境省．実験動物の飼養及び保管並びに苦痛の軽減に関する基準．https://www.env.go.jp/nature/dobutsu/aigo/2_data/nt_h180428_88.html
6) 日本学術会議．動物実験の適正な実施に向けたガイドライン．https://www.scj.go.jp/ja/info/kohyo/pdf/kohyo-20-k16-2.pdf

〈安居院高志〉

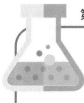

6 | 査読中の論文の情報漏洩

1 事例

　ある研究者が，投稿中の論文の内容について，投稿先の雑誌とは直接，関係のない学会発表の場で参加者から質問を受ける，という事態が発生した．質問者は明らかに論文のコピーをもっており，それに基づいて発言していたが，論文はまだ雑誌に掲載されておらず，非公開のはずのものである．著者は査読者のなかの誰かが論文のコピーを第三者に渡したのではないかと推測したものの，その論文は以前に別の複数の雑誌にも投稿・却下されており，結局どの雑誌の査読の過程で情報が漏洩したのかを特定することはできなかった[1]．

2 問題点

　査読者は読者に先んじて投稿論文の内容に触れることになる．特に本事例のように複数回の却下・再投稿を繰り返した論文の場合には発表より何カ月も前から情報を得ることになるが，査読の過程で得た情報を査読者が自分や他人の利益のために使うことは厳に慎まねばならない．そうでなければ，著者は安心して雑誌に論文を投稿することができない．査読者に情報をリークされてしまうかもしれず，それが「既発表」扱いとされてしまえば最終的な雑誌掲載も危ぶまれてしまう．

　しかし残念ながら，査読者が査読を引き受けた論文の原稿について，他者に見せてしまうというのは査読に関する最もありふれた研究グレー行為の一つでもある．特によくあるのは査読を引き受けた研究室主宰者（PI）が，大学院生や若手研究者にその論文を見せてコメントを求める，というケースである．ときには忙しさにかまけたPIが大学院生らから寄せられたコメントをそのまま，査読レポートとして提出することも行われる（査読ゴーストライティング）．McDowell

らの調査ではこのような行為は研究者の間で蔓延しているという[2]. そもそも査読者以外に論文が渡っている時点で情報漏洩であると同時に, 査読に関わる者がいたずらに増えることによってさらに外部に漏洩するリスクも高まることになる. そうして本事例のように, どの段階で論文が漏れたのか特定できない, という状況が発生する.

3 解説および改善ポイント

PIとしては査読ゴーストライティングは「若手に査読の仕方を教育するためだ」という言い分もあるだろうが, 編集者は査読者の専門性・経験をふまえて査読を依頼しているのだから, それ以外の者が実際の査読を担うことはあってはならない. 学術雑誌に関する非営利団体, 出版規範委員会 (COPE) の査読ガイドライン[3]では雑誌の許可なく, 若手研究者らを査読に巻き込むことを禁じている.

PIの目的が真に教育等にあるのであれば, 雑誌編集部に正式に若手研究者らとの共同査読を申し出る, という可能性もある. 共同査読はまだ一般的な習慣とはなっていないが, 現実に横行する査読ゴーストライティングを防ぎ, 正式な査読者以外の者に論文情報が漏洩するリスクを低減するための方法として, 今後普及していく可能性がある.

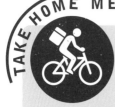

TAKE HOME MESSAGE FRESHLY MADE

- 査読の過程で得た情報を自分や他人の利益のために使ってはならない.
- 査読を引き受けた論文に, 大学院生らのコメントを求めることも研究グレー行為である.
- どうしても他者のコメントを求めたい場合には, 雑誌編集部から正式に許諾を得てからにする.

■引用文献

1) Case number：14-06 Possible breach of reviewer confidentiality（COPE：Committee on Publication Ethics）. https://publicationethics.org/case/possible-breach-reviewer-confidentiality［2023 年 7 月 6 日閲覧］

2) McDowell GS, Knutsen JD, Graham JM, et al. Co-reviewing and ghostwriting by early-career researchers in the peer review of manuscripts. eLife. 2019；8：e48425.

3) COPE Council. COPE Ethical guidelines for peer reviewers – English. https://doi.org/10.24318/cope.2019.1.9［2023 年 7 月 6 日閲覧］

◇参考文献

● 佐藤 翔．査読ゴーストライティングの実態（？）．週刊医学界新聞．2019；3355：5. https://www.igaku-shoin.co.jp/paper/archive/y2020/PA03355_05［2023 年 7 月 6 日閲覧）

〈佐藤　翔〉

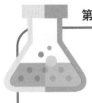

7 │ 査読プロセスを悪用した研究成果の詐取

1 事例

　2015 年, アメリカ・タフツ大学の Michael Dansinger らは, 複数のダイエット法の有効性について, 体内の高密度リポタンパク質量増加に与える影響を検証した論文を, アメリカ内科学会の雑誌 Annals of Internal Medicine（AIM）に投稿した. この研究は 5 年の歳月を費やしたものであったが, 残念ながら論文は査読で却下された.

　翌 2016 年, Dansinger は AIM 誌で却下された論文とほぼ同じ内容の論文が, EXCLI Journal という雑誌に掲載されていることに気がついた. Dansinger は AIM 誌の査読を担当した者が論文を盗用したのではないかと考え, AIM 誌に連絡した. AIM 誌は Dansinger らの論文の査読者の一人が, 盗用を疑われる論文の共著者として参加していることを発見し, 連絡をとったところ盗用を認めた. AIM 誌は EXCLI Journal にも連絡をとり, 盗用論文は同誌から撤回された[1].

2 問題点

　「査読中の論文の情報漏洩」の節でも触れたとおり, 査読の過程で得た情報を査読者が自分や他人の利益のために使うことは厳に慎むべき研究グレー行為であるが, その最も極端・悪質な形が本事例で紹介するような, 査読者による研究成果の詐取である. AIM 誌による経緯報告でもまとめられているが, 本事例は, ①査読に関わる情報の漏洩, ②研究成果の剽窃・盗用, ③データの捏造（実際には盗用した著者は行っていない臨床試験に基づく報告なので, 捏造と言える. もちろん Dansinger らは実際に臨床試験を行っているので, 元の論文のデータは捏造ではない）, ④不適切なオーサーシップ（盗用者が臨床試験を行っていないことは簡単に把握できるのに, それすら行わず共著者となった者が複数いた）という複数の研究不正・研究グレーが重

なったものである．

　もっとも，元の論文をそのまま盗用した場合については，不正行為が行われたことは客観的に明白であり，本事例のように簡単に発覚する．そもそも剽窃・盗用の時点で「疑わしい」ではなく明白な研究不正であり，ここまであからさまな事例はめったに報告されない．査読者による研究成果の詐取でより頻繁に発生が疑われるのは，論文そのものを盗用するのではなく，査読によって得たアイディア・発見を利用して新たに実験等を行い，それを査読で情報を得たことを秘して発表してしまう，というケースである．論文ごと盗用された場合と異なり，アイディア・発見のみ詐取された場合には，それが査読によって詐取されたと証明するのはより難しい．偶然，同時期に同様の研究をしていただけであると言われてしまえば反論がしづらく，また本当に偶然，査読者が査読をした論文と同様の研究を同時期に実施していた，という事例も存在する[2]．

③ 解説および改善ポイント

　学術雑誌に関する非営利団体，出版規範委員会（COPE）が作成した，研究不正が疑われる場合の対処に関するフローチャート集のなかで，査読者による研究成果の詐取が疑われる場合の対処についてもまとめられている[3]．AIM 誌のケースではこのフローチャートと照らしても全く問題のない対処がとられている．すなわち，著者からの相談を受け，十分なエビデンスを収集・検討し，確かに疑わしいと確認したうえで詐取が疑われる査読者と連絡を取っている．ここで査読者が不正を認めたので，著者に連絡を取り，一連の経緯を誌面上で報告し，また盗用者の所属機関にも連絡を取っている（ただし所属機関は特に再発防止策を明示しなかったとのことである）．加えて，AIM 誌はDansinger が盗用者に宛てた手紙の一部を修正したものも誌面に掲載することで[4]，啓発・再発防止につなげようとしており，問題発生後の雑誌がとるべき対応としては申し分のないものと考えられる．雑誌の編集委員として，あるいは詐取された側として同種の問題に対処する際には，このフローチャートや AIM 誌の対応は参考になるものである．

もう一方の査読者の立場から考えると，研究成果の詐取は，「査読中の論文の情報漏洩」という研究グレーであると同時に，研究成果の盗用・剽窃をはじめより重大かつ明白な「研究不正」であり，発覚すれば論文の撤回をはじめ重い処分が下される場合もある．ただ，そのような悪意はなく，偶然査読をした論文と同様の研究を行っていただけ，というケースもある．COPE の査読ガイドラインでは，そのような自身の研究とあまりに類似した論文の査読については断るべきとされている．

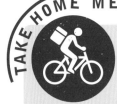

TAKE HOME MESSAGE FRESHLY MADE

- 査読プロセスを悪用した研究成果の詐取は発生報告は少ないものの，確かに存在する研究不正の一つである．
- 査読者による研究成果の詐取が疑われる場合には，COPE フローチャートなどに従って対応していくことが望ましい．
- 研究成果の詐取を疑われないために，自分がいま行っている研究と似た論文の査読については注意する必要がある．

◉引用文献
1) Laine, C. Scientific misconducts hurts. Ann Intern Med. 2017; 166: 148-9.
2) Case number 09-13 Reviewer misconduct? (COPE: Committee on Publication Ethics). https://publicationethics.org/case/reviewer-misconduct［2023 年 7 月 10 日閲覧］
3) Dansinger M. Dear plagiarist: a letter to a peer reviewer who stole and published our manuscript as his own. Ann Intern Med. 2017; 166: 143.
4) What to do if you suspect a reviewer has appropriated an author's ideas or data (COPE: Committee on Publication Ethics). https://publicationethics.org/files/u2/All_flowcharts.pdf［2023 年 7 月 10 日閲覧］
◇参考文献
● COPE Council. COPE Ethical guidelines for peer reviewers – English. https://doi.org/10.24318/cope.2019.1.9［2023 年 7 月 10 日閲覧］

〈佐藤　翔〉

8 | 攻撃的，否定的な査読

1 事例

　カリフォルニア州立大学の N. J. Silbiger とオクシデンタル大学の A. D. Stubler は理工系の研究者を対象に，査読で「非専門的な（unprofessional）」コメントを受けた経験と，その経験がその後のキャリアに与えた影響に関する調査を行い，オープンアクセス雑誌『PeerJ』で結果を報告した[1]．ここでいう「非専門的な」コメントとは，①建設的な批判となっていないもの，②研究の内容ではなく著者個人に向けられた批判，③根拠を欠いたただの個人的見解，④「意地悪」あるいは過度に攻撃的なコメント，とされている．Silbiger らの論文では回答者から寄せられた実際の「非専門的な」コメント例として，以下等が紹介されている．

　　「この論文は，シンプルに言って，糞だ（This paper is, simply, manure. "manure" は動物の糞を指す）」
　　「科学者以外の進路を検討した方がいい（You should look closely at a career outside of science）」
　　「著者のラストネームがスペイン風だ．英語が酷いだろうと思ったので，原稿は読まなかった（The authors' last name sounds Spanish. I didn't read the manuscript because I'm sure it's full of bad English）」
　　「第一著者が女性である．彼女はキッチンにいるべきで，論文を書くべきではない（The first author is a woman. She should be in the kitchen, not writing papers）」

　Silbiger らの調査回答者 1,106 名中，642 名（約58％）がこうした攻撃的，否定的，問題のある査読コメントを受けた経験があると回答していた．さらに，こうしたコメントを受けた経験のある割合につい

ては人種や性別で差がない一方で，その経験がその後のキャリアに与えた影響については差がみられた．白人男性は問題のある査読コメントを受けてもあまり影響を感じないが，女性・ノンバイナリーや有色人種の研究者はコメントをきっかけに研究に遅れをきたしたと考える回答者が多かった．もともと科学の世界で弱い立場に置かれている・阻害されていると感じがちな人々にとって，問題ある査読コメントはより深刻な自信喪失につながりがちであることを Silbiger らは指摘している．

② 問題点

　査読においては研究・論文の内容を真摯に検討し，問題点があれば率直に指摘することが重要である．しかしそれはあくまで研究者としての，建設的な批判であるべきであり，研究・論文の内容を貶めるような攻撃的なコメントをするべきではないし，まして著者個人に対する攻撃をすることはあってはならない．研究の内容と関係ない，著者個人の地位や属性に対する攻撃などもってのほかである．科学における重要な規範の一つは「普遍主義」であり，研究上の主張は提唱者の地位や属性，過去の業績等に基づくのではなく，その主張内容によって評価されなければならない[2]．

　しかし実際には Silbiger らの調査のとおり，過度に攻撃的・否定的な査読コメントや，著者の属性等に対する偏見に基づく査読コメントは科学の世界に蔓延してしまっている．若手・女性研究者であるというだけで研究能力不足を指摘するコメントがつけられたり，英語非ネイティブらしき著者名であるだけで英語力の問題を指摘されるというのは前述の例にあるとおりである．この背景には，①雑誌等における査読ガイドラインの欠如，②査読に関する教育機会の不足，③査読におけるバイアス（偏見）の存在，④査読者の不足，⑤査読内容をチェックする編集委員の限界，といった複数の問題が存在する．多くの研究者は研究実施に関する教育は受けても査読のやり方について指導される機会はほぼなく，また雑誌においても明確なガイドラインを定めていないことが多い．それが不適切なコメントや自身の偏見に基

づくコメントの記述につながるが，時間はかかる一方で特に見返りの
ない査読を引き受ける者は常に不足しており，さらに内容をチェック
し問題があれば弾くべき担当編集委員も十分に時間をかけることがで
きないために，問題のあるコメントが素通りで著者に届くことにな
る．

③ 解説および改善ポイント

　査読者不足等の問題は短期的に改善することは難しいが，雑誌ごと
の査読ガイドラインの制定は学会・雑誌編集委員会等で早々に取り組
み可能である．また，査読に関する教育機会の提供についても，近年
はその必要性が指摘されるようになってきている．

　問題改善の別のアプローチとして，査読の方法を変えることも考え
られる．例えば著者への偏見に基づく攻撃的・否定的なコメントの抑
制方法として，著者に査読者が誰かを隠すだけではなく，査読者にも
著者の情報を伏せる「ダブル・ブラインド」査読を導入することが考
えられる．あるいは逆に，査読者が誰かという情報や，査読コメント
の内容も公開してしまう「オープン査読」導入も攻撃的・否定的なコ
メントを抑制するものとなりえる．査読者が過度の人格批判を行うの
は，匿名性によって守られているからであると考えれば，オープン査
読はその抑制に寄与するかもしれない．

　ただ，ソーシャルメディア等で身元を公開したうえで他者の人格批
判を行う人物は数多く，身元が明かされるだけで攻撃的・批判的なコ
メントが全くなくなる，というわけでもないだろう．そもそも通常の
査読でも，編集委員には身元が割れている状態でも気にせず問題のあ
る査読コメントをする人物が多数いるわけである．その点では過度に
攻撃的・否定的な査読から著者を守る，というのも編集委員の責任と
とらえる，編集委員の役割が重要である．

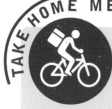

TAKE HOME MESSAGE *FRESHLY MADE*

- 査読コメントは研究・論文の内容に対する建設的批判とならなければならない．攻撃的なコメントや著者個人への人格的批判はあってはならない．
- 研究と関係のない著者の地位・属性に基づく査読コメントもまたあってはならない．
- 問題のある査読コメントから著者を守るのは編集委員の責任である．

●引用文献
1) Silbiger NJ, Stubler AD. Unprofessional peer reviews disproportionately harm underrepresented groups in STEM. PeerJ. 2019; 7: e8247.
2) Merton, RK. The sociology of science: Theoretical and empirical investigations. University of Chicago Press; 1973.
◇参考文献
● 佐藤 翔．査読の抱える問題とその対応策．情報の科学と技術．2016；66: 115-21.
● 佐藤 翔．オープン査読の動向：背景，範囲，その是非．カレントアウェアネス．2021；348: 20-5.

〈佐藤　翔〉

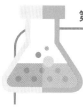

9 | メトリクス偏重

1 事例

　ある大学医学部の教授選の公募書類に「業績集計表」とタイトルが付けられたエクセルファイルがある．そこには，出版年度ごとに，原著論文，総説に分け，その報数，雑誌の Impact Factor（IF），論文の被引用数，筆頭著者，責任著者（corresponding author）を入力する欄が作られている．そこに情報を入力すると，各年度の論文数や IF，引用数の合計から h-index まで計算してくれる．この大学の例に限らず，自動的に収集した数値データから，研究評価のための数々の数値指標（メトリクス，metrics）を計算して表示してくれるネットサービスもある．

　これらのことは，研究者の評価においてメトリクスが重要視されていることの証左である．特に人事においては，特定の人脈（コネ）に基づく情実選考を防止し，客観性を担保するためにも，数値として表されるメトリクスは有用であると考えられる．

　上述の医学部教授選は激戦となり，IF の合計で 2.12 点上回っていた候補者が最終候補となったとの噂は本当やら……．

2 問題点

　まず研究（者）評価に用いられているメトリクスとしてどんなものがあるのか見てみよう．まず発表した論文数，そのうちでも筆頭著者あるいは corresponding author であるものに重みづけをする場合がある．次いで，被引用数．これもデータベースが充実しているので比較的カウントしやすい．

　IF は最も有名なメトリクスであろう．IF は正しくは Journal IF とよばれるべきであり，次のように定義される．

　　A＝ある雑誌が X－2 年に掲載した論文数

B＝その雑誌が X－1 年に掲載した論文数

C＝その雑誌が X－2 年および X－1 年に掲載した論文が，

　　　X 年に引用された回数

このとき，この雑誌の X 年の IF は次式で表される．

IF＝C／(A＋B)

これを見れば，IF は雑誌評価の指標であり，個別の論文の評価指標ではないことは明白である．その年の Nature 誌の IF が 40 であったとしても，前年に同誌に掲載されたあなたの論文の被引用数がゼロであることもありうる．また，割り算をするので，IF は小数点以下を含む数値になることもある．さて，個人の研究能力評価に，小数点を含む IF の合計点を比較することは妥当だろうか？

h-index は，「ある研究者が発表した論文のうち，被引用数が h 以上であるものが h 以上あることを満たすような最大の数値」と定義される．これは，個人の業績評価であるため IF よりもマシである．しかし，キャリアが長くなるに従い，h-index は大きくなる．このバイアスを除くために，年限を区切った h-index の亜種や，様々なファクトを様々な数式で計算し，さらに補正をも含む多様なメトリクスが次々と出現している．

メトリクスの多様性が増加し，様々な視点から客観的評価および比較が可能となってきたことは歓迎されるべきことである．しかしそもそも，科学者は総得点を競い合うゲームのプレイヤーなのだろうか？

❸ 解説および改善ポイント

研究者の採用や昇進，研究費の配分審査などにおける，メトリクスの偏重が昨今問題となっている．IT の発展によりデータの収集と集計が簡単に行えるようになったことと，数値で表現できることによる「客観性」がメトリクスの利用を過剰に後押しした．「客観性」が「妥当性」と相関していないところに本質的な問題がある．

初期に人口に膾炙した IF がその定義を逸脱して研究者評価の標準的指標となってしまったことから，2012 年，学術雑誌の編集者と出版者らによって「研究評価に関するサンフランシスコ宣言（DORA）」[1]

が採択された．DORA では IF を用いて，個々の科学者の雇用，昇進や助成の決定をしないことを勧告している．これまでに 2,500 を超える学会や機関がこれに署名している（2022 年 11 月時点）．しかし，その後も多くのメトリクスが出現し，これらの利用が過剰となってきたことから，2015 年には，IF 以外のメトリクスの偏重にも踏み込んだ「研究計量に関するライデン声明」[2] が発表された．この声明においては，メトリクスそのものに一定の利用価値を認めたうえで，それに依存した研究者評価を行うことに警鐘を鳴らしている．

　メトリクスが偏重されるようになった原因の一つは，研究分野が細分化され，それぞれが高度化したことにより，少し離れた分野の研究を評価することが困難になったことである．もう一つは，メトリクスが簡便に算出できるようになり，その情報は数値であるため透明性と客観性があることである．

　だが，一旦数値指標が定められ，それを競い合うようになると，必ずそれは意図的に乗っ取られる．研究の結果としてメトリクスが向上するのではなく，メトリクスを向上させるために研究戦略や発表戦略を変化させるというインセンティブが働く．メトリクス獲得競争が熾烈であればあるほど，そのインセンティブは強くなり，本来の使われ方とは異なる異常な側面がクローズアップされるようになる．

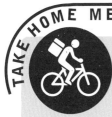

TAKE HOME MESSAGE FRESHLY MADE

● メトリクスは単なる評価指標の一つにすぎない．
● メトリックスは偽装できる．
● 多様な側面から研究を評価しよう．

◉引用文献
1) DORA. https://sfdora.org/read/
2) Hicks D, Wouters P, Waltman L, et al. The Leiden Manifesto for research metrics. Nature. 2015; 520: 429-31.

〈小出隆規〉

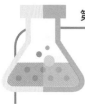

10 | カルト的な研究室運営

① 事例

　大学院博士課程の A さんの研究室では，Cell，Nature，Science に投稿論文が掲載された際には，その研究チームに所属していたスタッフと学生が X 教授からの招待を受け，高級寿司店で会食するという決まりがある．Nature 姉妹誌の場合には，これが焼肉店になる．また，進行中の研究課題の突破口となる重要なデータを出した学生には，忘年会において X 教授の名前を冠した賞が与えられ，研究室の Web サイトでそれがニュースとして取り上げられる．X 教授の研究室の先輩たちは，国内外の有名ラボにポスドク，あるいは助教として異動しており，何の実績もない A さんであっても，学会の懇親会等では「修了後は是非うちに来てほしい」という誘いを持ちかけられる．X 教授は国際的なシンポジウムにおいてしばしば基調講演に招聘される大物研究者であり，A さんもこの領域はますます発展することが間違いないと感じている．X 教授は生命現象のメカニズムを斬新な視点から鮮やかに解き明かしており，その発想の豊かさに敬服する研究者は多い．研究室では X 教授によるアイデアスケッチがそれぞれ配付されており，スタッフや学生はそこで示された仮説の検証に取り組むことになる．どのアイデアも深い洞察に裏づけられた魅力的なもので，A さんはそうしたスケッチを見て，生命科学の奥の深さを実感している．

　研究室で開催される全体のミーティングは 1 カ月に 1 回であり，それ以外は X 教授と Y 助教が同席する個別のミーティングで A さんの研究の進捗を議論している．全体のミーティングでは，X 教授による仮説を支持するデータを出したメンバーへの称賛と，仮説に合致しないデータを報告するメンバーへの叱責に多くの時間が費やされる．後者の叱責には研究を進めるうえで重要な助言も含まれており，A

さんは恐怖感を感じつつもメモを取りながら聞いている．Aさんは今のところX教授から与えられた仮説を支持するデータを得ていないが，Y助教からは几帳面すぎる性格が失敗の原因ではないかと指摘された．そこで，作業速度に拘ってスピーディーに実験をやってみるとバラツキの大きい結果ではあったが，何となく仮説には近づいているような結果が得られた．Y助教からはこれ以上の遅れは問題なので，難しかったらテーマを変えてもよいと言われているが，次回の打ち合わせではこのデータで挽回できそうである．Y助教のもとで，テーマをどんどん変えることになった先輩はラボを辞めて今は何をしているかわからない．学生が苦戦するような課題であっても，ゴッドハンドとよばれるY助教であれば難なくデータを出してしまうのだろう．Aさんは，研究者としては今が最初の正念場だと考えている．

② 問題点

この事例ではX教授の研究室で研究不正が行われているかどうかは明らかではないが，研究不正が発覚した研究室と共通した特徴をたくさん見つけることができる．Aさんの感想からは，X教授にはカリスマ性があると考えられるが，全体のラボミーティングの様子や自分の名前を冠した賞を設けたりしていることからは，いわゆる「アメとムチ」で研究室のメンバーを支配している可能性がある．Aさんの感想からは，優れた研究者を尊敬するという態度以上にX教授個人を一方的に崇拝する傾向がうかがわれるが，Aさんは優れた研究成果と，それに伴う名声や権力とが区別できていないのかもしれない．Y助教は研究室内ではゴッドハンドとよばれているが，科学研究のなかでは他の研究者と共有できない実験技術や発見の価値は低い．実験科学においては確かに高い個人技というものはあるが，それが誰にも真似のできないようなものであれば，それに依存して研究を進めることは望ましくない．Aさんは，バラツキが大きいがX教授の仮説には近いという新たなデータに期待しているが，すでに研究不正への道を一歩踏み出しているのかもしれない．

　X教授はいわゆる「スター研究者」であり，おそらく人間的な魅力もあると考えられる．メンターとなる研究者からの影響は，実験技術や科学研究に対する姿勢だけではなく，そのライフスタイルや人生観にまで及ぶことがある．学会などでも，極めて攻撃的な口調で他の研究室の発表内容を批判する若手研究者がいるが，こうした事例では強烈な個性をもつ指導者の研究室における態度を模倣していることがある．メンターに対する尊敬の念をもつことは若手研究者として自然なことではあるが，一方で，メンターのすべてを模倣する必要があるのか，あるいは自分がいる場所が健全な研究環境と言えるかどうかについては常に疑問をもっておく方がよい．他の研究室の知り合いに，自分が所属する研究室の日常を説明し，どう思うか質問してみてもよいだろう．

　強すぎる「アメとムチ」の仕組みは，教授から歓心を買うために，あるいは叱責を回避するために，期待される実験結果を無理やりひねり出すという不適切な行動につながることがある．教授のアイデアこそが至高であり，仮説の検証が進まないことは実験者の側に問題があるという認識が研究室全体で共有されていることは極めて不健全である．研究室に参加する前には，研究室のWebサイトを確認し，見学の際に研究室メンバーと話をするなどしておくとよいだろう．一方，研究室に加わってから違和感をもった場合には，研究室の雰囲気に流されて不正行為に及ばないように気をつけることが大切である．

　カルト的な性格の強い研究室からは早々に移籍することが望ましいが，実際にはそれは簡単なことではない．在籍している間は，自分の実験記録を詳細に残し，周囲から圧力がかかろうと不正行為に及ばないようにすることが大切である．

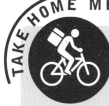

- 研究不正が起こる典型的な環境の一つは，強烈な個性をもつ指導者が，閉鎖的な研究室運営をしているケースである．
- 研究者の知的好奇心に訴える働きかけが王道であり，「アメとムチ」のような手法で共同研究者をコントロールすることは邪道である．
- 研究室や指導者からかかる不当な圧力から研究者を守るのは詳細な実験記録である．

◆参考文献

- Kathy Barker，濱口道成，監訳．アット・ザ・ヘルム 第2版．メディカル・サイエンス・インターナショナル；2011．
- Pernille Rorth，日向やよい，訳．RAW DATA．羊土社；2020．

〈田中智之〉

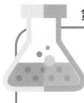

11 | 無責任な共同研究

1 事例

　新型コロナウイルスのパンデミック（疾患としてはCOVID-19と
よばれる）では，その治療やワクチン開発，変異株の解析といった緊
急性の高い研究課題が多数生じ，プレプリントとよばれる査読前の論
文を公開，共有する仕組みが大きな役割を果たした．また，速報性が
重視されたことから，投稿論文の審査も大幅に簡素化された．このよ
うな背景から，採択された論文においても，後日，その手法や解析が
誤っていたことが発覚するものが多数あり，2023年8月の時点で撤
回されたCOVID-19関連論文は358報，懸念表明は18報に達してい
る．このなかで，最大の事件は，ハーバード大学教授がサージスフィ
アという米国企業と連携してLancetやNew England Journal of
Medicineといった一流医学誌に発表した論文の撤回事件である．

　COVID-19の原因であるSARS-CoV-2は新たに見いだされた病原
体であり，その感染症を標的とした新規の治療薬の開発を短期間に完
了するのは難しいことから，既存の治療薬の効果の有無に関心が集
まった．彼らの論文は治療薬の候補と考えられていたヒドロキシクロ
ロキン（HCQ）の効果は極めて弱いもので，むしろ心疾患リスクを
上げるということを示唆しており，WHOがHCQの臨床研究の停止
を勧告する根拠となった．HCQはトランプ米国大統領が予防的に服
用しているという報道も行われていたため，大きな注目を集めてい
た．サージスフィアは全世界の671の病院から約10万人の感染者の
情報を集約したという触れ込みであったが，実際にはこの企業には実
体がなく，論文の共著者であるハーバード大学教授らも元データを確
認したわけではなかった．この研究グループは，イベルメクチンの有
効性を示すプレプリントを発表しており，イベルメクチンに対する期
待が高まるきっかけともなった．また，医学誌の審査の過程において

もサージスフィアに疑いがかけられることはなかった．これらの論文の共著者でサージスフィアの代表者であるデサイーの過去の論文には画像データの改ざんもあることが指摘されており，ハーバード大学教授らがどのような経緯で共同研究に至ったかは明らかではない．

② 問題点

　本研究では世界中の病院から得られたデータが統合，解析されたことになっており，COVID-19の治療法を評価するうえで極めて重要な解析として受け止められた．実際に，これらの論文の発表と撤回によりWHOの方針は二転三転することとなった．多数の死者が報告されるなか，全く根拠のない数字に基づいた臨床データの解析が一流の医学誌に掲載されたことがもたらした混乱は大きなものであった．この論文が速やかに掲載された背景には，共著者である大学教授の権威が作用していた可能性がある．本研究の価値は世界中の医療機関から迅速に収集されたデータにあるが，そのコアの部分がサージスフィアのデサイーただ一人に委ねられていた．

　デサイーを含む研究チームはイベルメクチンの比較的強い治療効果をプレプリントとして発表していたが，途上国においてもよく用いられる家畜用の駆虫薬に治療効果があるという報告はネットを中心に大きな話題になり，米国の食品医薬局（FDA）は公式twitter「あなたは馬でもない．牛でもない」というメッセージを出した．共著者たちが，サージスフィアの情報の信憑性，およびデサイーの研究者としての経歴を確認していれば，こうした大きな混乱は起こらなかったはずである．

③ 解説および改善ポイント

　共同研究では互いに精通していない領域がそれぞれあるため，研究者間の意思疎通と信頼関係が重要である．共同研究者が分担する部分に一切口を挟まないことが信頼関係の証であるという考え方があるが，これは科学研究においては好ましい態度ではない．むしろ，相互のデータについて疑わしいところを含めて自由に意見交換できる関係

を構築することが重要である．生データを提供してほしいというこちらからの要請に対して，相手との関係性が悪くなるようであれば，その共同研究は黄信号である．医学雑誌編集者国際委員会（ICMJE）によるオーサーシップの基準では，共著者とは研究論文に実質的な貢献をしたというだけでは不十分で，論文のあらゆる面に説明責任を負うと定められている．この基準に従えば，事例で取り上げたハーバード大学の教授らはサージスフィアが収集したと称するデータについての説明責任を有することになるが，彼らは説明するだけの情報を持ち合わせておらず，最終的には論文を撤回せざるを得なかった．

　無責任な共同研究は，2014年の理化学研究所のSTAP細胞事件においても認められた．体細胞が多能性幹細胞に転換するとされた実験は，不正を追及された若手研究者だけが成功するものであったが，そのことに疑念をもった共同研究者はただ一人であり，その研究者も自分一人で再現することについては断念していた．後日，研究不正の調査の一環として検証実験が実施されたが，本人，共同研究者のいずれも当初の発見を再現することはできなかった．異分野間で実施される共同研究や，大型研究では，専門性の異なる多数の研究者が協働することで研究が進められるが，個々の研究者は自分の担当している箇所だけではなく，研究の全体についての説明責任があるということを念頭におく必要がある．

　オーサーシップについては本書の別項に詳しいが，研究への実質的な貢献がないにもかかわらず共著者となる「ギフトオーサーシップ」の危険性についてはここでも触れておきたい．上述するように共著者は論文のあらゆる面に説明責任を負うため，当該論文について不正の疑いが指摘された場合，その説明責任はギフトオーサーに対しても当然生じることになる．ギフトオーサーは，研究業績の水増しであることから，代表的な研究グレーの一つであるが，近年では不正行為として認定する研究機関もある．全体像を把握できていない研究に安易に共著者として加わることにはリスクがある．

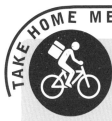

TAKE HOME MESSAGE FRESHLY MADE

- 共同研究者には研究全体に対する説明責任がある.
- 共同研究における信頼関係とは，相互に生データのレベルにおいても率直な意見交換ができることである.
- 全体像を把握していない研究の共著者となることにはリスクがある.

◇参考文献
- Retracted coronavirus (COVID-19) papers. Retraction Watch. https://retractionwatch.com/retracted-coronavirus-covid-19-papers/
- 八田浩輔. 政治化された「エビデンス」新型コロナ研究不正疑惑の波紋. 毎日新聞. 2020 年 6 月 14 日. https://mainichi.jp/premier/politics/articles/20200612/pol/00m/010/006000c
- Mehra MR, Desai SS, Ruschitzka F, et al. RETRACTED: Hydroxychloroquine or chloroquine with or without a macrolide for treatment of COVID-19: a multinational registry analysis [published online ahead of print, 2020 May 22] [retracted in: Lancet. 2020 Jun 5;:null]. Lancet. 2020; S0140-6736(20)31180-6.
- Mehra MR, Desai SS, Kuy S, et al. Cardiovascular disease, drug therapy, and mortality in Covid-19 [retracted in: N Engl J Med. 2020 Jun 4;:]. N Engl J Med. 2020; 382: e102.
- Davey M, Kirchgaessner S, Boseley S. Surgisphere: governments and WHO changed Covid-19 policy based on suspect data from tiny US company. The Guardian. June 3, 2020. https://www.theguardian.com/world/2020/jun/03/covid-19-surgisphere-who-world-health-organization-hydroxychloroquine
- Piller C. Who's to blame? These three scientists are at the heart of the Surgisphere COVID-19 scandal. Science. 2020. https://www.science.org/content/article/whos-blame-these-three-scientists-are-heart-surgisphere-covid-19-scandal
- Offord C. The surgisphere scandal: What went wrong? The Scientist. 2020. https://www.the-scientist.com/features/the-surgisphere-scandal-what-went-wrong--67955
- "You are not a horse. You are not a cow. Seriously, y'all. Stop it. U.S. FDA, Aug. 21, 2021. https://twitter.com/US_FDA/status/1429050070243192839?s=20
- Recommendations for the conduct, reporting, editing, and publication of scholarly work in medical journals (update May 2022). International Committee of Medical Journal Editors. https://www.icmje.org/icmje-recommendations.pdf

〈田中智之〉

索引

あなたの知らない研究グレーの世界　　ⓒ

| 発　行 | 2023 年 11 月 10 日　1 版 1 刷 |
| | 2024 年 6 月 10 日　1 版 2 刷 |

| 編著者 | 榎　木　英　介 |
| | 田　中　智　之 |

発行者	株式会社　中外医学社
	代表取締役　青　木　　滋
	〒 162-0805　東京都新宿区矢来町 62
	電　話　　(03) 3268-2701 (代)
	振替口座　　00190-1-98814 番

印刷・製本/横山印刷㈱　　　　　　　　　　〈SK・KN〉
ISBN978-4-498-14848-2　　　　　　　　Printed in Japan